《药品使用风险管理实用于册》系列丛书

# 糖尿病治疗用药

## 风险管理手册

中国药品监督管理研究会药品使用监管研究专业委员会◎组织编写

李　妍　　苏乐群◎主编

U0297300

中国健康传媒集团
中国医药科技出版社

图书在版编目（CIP）数据

糖尿病治疗用药风险管理手册 / 李妍，苏乐群主编；中国药品
监督管理研究会药品使用监管研究专业委员会组织编写 . — 北
京：中国医药科技出版社，2022.11
（《药品使用风险管理实用手册》系列丛书）
ISBN 978-7-5214-3493-4

Ⅰ . ①糖… Ⅱ . ①李… ②苏… ③中… Ⅲ . ①糖尿病—用药安
全—风险管理—手册 Ⅳ . ① R587.105-62

中国版本图书馆 CIP 数据核字（2022）第 204152 号

**策划编辑** 于海平　　**责任编辑** 王　梓　　曹化雨
**美术编辑** 陈君杞　　**版式设计** 也　在

出版　**中国健康传媒集团** ｜ 中国医药科技出版社
地址　北京市海淀区文慧园北路甲 22 号
邮编　100082
电话　发行：010-62227427　邮购：010-62236938
网址　www.cmstp.com
规格　787 × 1092 mm $\frac{1}{32}$
印张　8
字数　140 千字
版次　2022 年 11 月第 1 版
印次　2022 年 11 月第 1 次印刷
印刷　三河市万龙印装有限公司
经销　全国各地新华书店
书号　ISBN 978-7-5214-3493-4
定价　45.00 元

获取新书信息、投稿、为图书纠错，请扫码联系我们。

# 内容提要

本书为《药品使用风险管理实用手册》系列丛书之一，主要从糖尿病治疗药品遴选、采购与储存环节风险管理，特殊患者使用管理等方面阐述药品的信息、风险点、风险因素等内容。

本书可供医师、药师、护师参考使用。

# 丛书编委会

# 本书编委会

主　　编　李　妍　苏乐群

副主编　杨　蕊

编　　委（按姓氏笔画排序）

于恒彩　马传江　王　丽　王　玲

王　倩　尹雁惠　石振琛　邢文迪

刘　宁　刘　伦　刘　会　刘　健

刘利杰　孙国栋　孙德清　李乐天

李荣绩　苏　英　狄会峰　张　帆

张　琳　张　翔　张宗林　赵雪梅

耿　涛　郭鲁波　曹晓孚　彭　净

董中华　韩文倩　韩若旸　甄晓慧

审　　校　纪立伟

策　　划　北京北方医药健康经济研究中心

监　　制　中国药品监督管理研究会

　　　　　药品使用监管研究专业委员会

# 序

新时代，在我国创新驱动战略背景下，新药审评速度加快，新药上市层出不穷，给患者带来更新更快的治疗服务。但是，我国药品监管力量依然薄弱，科学合理审评面临巨大挑战。中国药品监管科学研究是为确保公众用药安全、有效、合理，不断提高公众健康水平而开展的一系列探索所形成的理论，以及手段、标准和方法。党中央、国务院高度重视药品安全，在监管体制改革、法规建设、基础建设等方面采取了一系列有力措施。随着我国经济社会发展步入新的时代，人民生活不断提高，公众对药品安全有效保证的要求不断增长，对药品的合理使用也更加关注。一旦药品安全发生问题，如不能迅速有效的妥善解决，不仅会威胁群众生命安全和社会安全，给群众和社会造成不可挽回的损失，严重时甚至会引发社会的不稳定。广大药师必须牢记保护和促进公众健康的初心和使命，努力建设强大的科学监管体系，同时必须大力推进监管科学发展与进步，进而实现药品科学监管。

目前，中国制药企业众多，中西药产品数目庞大，在中国加强药品使用风险评估与管理十分必要。参考先进国家新药监管经验，追踪国际最新研究动态，促进中国药品监督管理部门与医疗行业从业人员及患者社会之间的协作、沟通、交流，进而建立符合中国实际情况具有中国特色的药品使用风险监测评估管理体系，对于我们医疗从业人员来说，任重而道远。丛书针对以上现状，从药品进入医疗机构中的各环节作为切入点，分别列举各环节药品的风险，提出相应的管理措施，并对已知风险、未知风险和信息缺失内容予以标明，形成一部药品风险管理过程中的实用手册。作为我国药品风险管理相关的第一套按疾病治疗类别分册的专业书籍，以期为药品的临床使用风险管理提供参考依据，减少或避免用药风险，推动药品合理使用，促进医疗资源优化。力争成为医师、药师和护师的日常药品临床使用风险管理的专业口袋书。

医疗机构作为药品使用的最主要的环节，也是药品风险高发的区域，药品管理法对其药事管理提出明确要求，包括"医疗机构应当坚持安全有效、经济合理的用药原则，遵循药品临床应用指导原则、临床诊疗指南和药品说明书等合理用药，对医师处方、用药医嘱的适宜性进行审核。"这就要求药师在药品管理和合理用药指导等方面具有相应的技术能力并有据可依。本丛书按照疾病治疗类别分册介绍，从药品概述，药品遴选、采购与储存环节风险管理，临床使用管理，特殊患者使用管理和用药教育等多方面药品的信息、风险点、风险因素等进行梳理。本丛书旨在为医师、药师和护师提供用药指导和帮助，确保患者安全用药、降低药品风险，实现广大民众健康水平不断提高的崇高目标。在此特别撰文推荐。

谨此。

原国家食品药品监督管理局局长
中国药品监督管理研究会创会会长

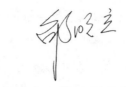

2022 年 7 月 28 日于北京

# 编写说明

2017 年 6 月中国国家药监部门加入 ICH，开始加快接受并实施 ICH 相关技术指导原则的步伐。ICH E2 系列指导原则的全面实施，将推动我国制药企业及医疗机构对药物研发、审批与上市后阶段药物安全和药物风险管理（PV）的认识和关注，也使得理解并建立 PV 体系、培养 PV 人才的迫切性和必要性日渐凸显。2019 年新修订《药品管理法》也为药物警戒和药品风险监测提供了法律支撑。药品使用风险管理是一项非常艰辛的工作，药物风险管理评价，用于高风险药物识别、风险来源判断和风险干预，是患者用药安全的根本保障。

作为一名几十年工作在一线临床服务的老药师，一直希望在上市药品准入、临床用药风险管控上编写一套管理工具式的实用丛书，以分析及寻找用药发生危险的根本原因，并制定相应的解决问题的措施，能从根本上解决药品使用管理中的突发问题，既可减少医师、药师、护师的个人差错，更能寻找临床治疗冰山之下的风险因素，使同样的问题不再发生，将处于萌芽状态的风险苗头从根源处消灭。

《药品使用风险管理实用手册》系列丛书的出版，为我国临床医师、药师和护师提供了一部临床实用且可操作的指导用书，详细说明了药品在医疗机构使用过程中各环节存在的风险和风险因素并提出相应的管理措施；立意独特创新，编写过程始终坚持人民健康至上；依照现行有关法规编写，基于循证证据、运用质量高、时效性强的文献，保障内容的权威性；根据各类别药品特性编写内容及表现形式，重点提示有风险点的环节；包括更多临床用量大、覆盖率高的药物。

药品使用风险管理是一个新学科，是药物警戒的重要组成部分，是公众用药安全的重要保障，是我国药品科学监管领域的重要课题；药品使用风险管理不是简单的用药指南，也不同于以往的不良反应监测或合理用药的概念，而是涵盖了药品的研究、生产、流通、使用的全部过程，是各阶段互相结合的、宏观的、系统的认知；因此，丛书在新时代编写的意义重大，为保障公众用药的安全，减少伤害，降低医患风险提供强大的专业支撑。丛书设计合理，组织严密，在国家卫健委、国家药监局的指导下，在众多医院药学先锋的探索下，借鉴国际药品风险管理安全目标与实践经验，强化信息技术监管和质量环(PDCA)、品管圈、模式分析、根本原因分析等多种管理学习与应用，医、药、护人员的风险管理能力会逐步提升，全国医院临床药学的整体管理水平也会更上一层楼。

希望未来，我国在药品风险管理体系建设方面再接再厉，逐步提升中国药师价值，也进一步优化药师队伍，持续强化上市后药品风险管理培训，双轮驱动，相辅相成，定能帮助患者及医务人员营造一个更安全的医疗环境。

胡　欣

2022 年 8 月 1 日于北京

# 前言

　　本书由内分泌治疗领域的药学专家和药事管理专家撰写，汇集国内外糖尿病治疗药物的管理文件、相关指南及药品说明书中的风险点及防控策略。《药品使用风险管理实用手册》系列丛书作为中国药品监督管理研究会药品使用监管研究专业委员会围绕"建体系、防风险、保安全"开展的学术研究成果的一部分，其目的是提高广大药师对药品使用各环节中风险管理的认知，给予临床医师、药师、护师以必要的用药指导，预防和降低用药风险，保障患者用药安全。

　　本书共分为五章，分别论述糖尿病治疗药物的分类、采购与储存环节、临床使用环节的风险点及风险防控策略。第一章为糖尿病治疗药物的概述，包括注射类降糖药物和口服类降糖药物的作用机制与活性成分、已上市的降糖药物的临床研究信息和常见风险因素管理；第二章阐述降糖药物的遴选、采购与储存环节的风险管理，包括药物遴选过程的组织工作架构、供应商与配送公司的选择、验收入库、储存、调配及效期管理等环节的风险及风险防控策略；第三章重点介绍降糖药物临床使用环节的风险管理，包括处方和医嘱审核、患者用药交待、超说明书用药管理等环节的风险点及风险防控策略；第四章论述特殊患者的用药管理，包括特殊人群（儿童、老年人、妊娠与哺乳期妇女）和特殊疾病状态的用药管理，并提供相应的风险防控策略；第五章为药品不良反应风险管理，包括患者接受药物治疗之前的评估、降糖药物常见的不良反应特点、分级与处理建议。

我们希望通过本书的编写发行，抛砖引玉，使糖尿病治疗药物的管理更趋完善和规范，成为临床医师、药师和护师日常用药的工具书，为建立我国医院药品风险管理体系打下坚实的基础。

编　者

2022 年 10 月

# 目录

第三章

# 临床使用管理

第四章

# 特殊患者用药管理

第五章

# 药品不良反应管理

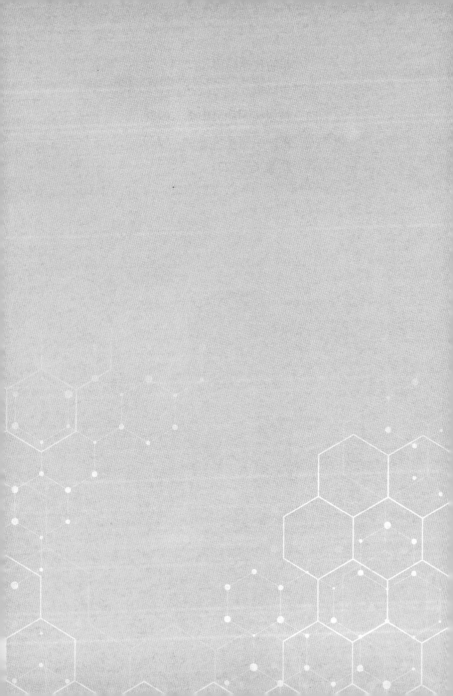

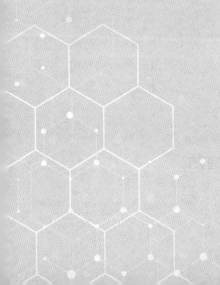

第一章

# 药品概述

随着人们生活水平的日益提高，生活方式不断发生改变，糖尿病的患病率呈急剧增加的趋势。糖尿病已成为影响人类身体健康的主要慢性疾病之一。糖尿病是以慢性高血糖为特征的一组异质性代谢性疾病，由遗传因素、免疫功能紊乱、微生物感染及其毒素、自由基毒素、精神因素等各种致病因子作用于机体，导致胰岛功能减退、胰岛素抵抗等状态，进而引发糖、蛋白质、脂肪、水和电解质等一系列代谢紊乱。疾病发展到一定阶段，还可能出现多种急性和（或）慢性并发症，影响患者的日常生活，严重时甚至致死或致残。如果长期血糖控制不理想，患者可能会出现多个器官或组织的损害。可见，对于糖尿病需要早期预防、早期干预，以延缓严重并发症的发生，提高患者的生存质量。

糖尿病（本章主要指2型糖尿病）的治疗涵盖了饮食、运动、药物治疗等多个方面，本章概述了糖尿病治疗药物的类别、特点与临床应用。按照给药途径分类，糖尿病治疗药物可分为注射类降糖药物及口服类降糖药物两大类。

# 第一节　注射类降糖药

注射类降糖药物包括胰岛素（包括人胰岛素和

人胰岛素类似物）及胰高血糖素样肽 –1 受体激动剂（glucagon–like peptide–1 receptor agonists，GLP-1RAs）。

胰岛素是由胰岛 B 细胞分泌的一种蛋白质激素，是人体内唯一能降低血糖的激素。目前，胰岛素是治疗所有类型糖尿病、控制血糖的重要手段，任何药物都不能完全替代胰岛素在糖尿病治疗中的作用。GLP-1RAs 是一种新型降糖药物，通过与胰岛 B 细胞膜上的特异性受体结合，促进胰岛 B 细胞葡萄糖依赖性的胰岛素分泌，从而发挥降糖作用；此外，还可抑制食欲、改善 B 细胞功能、改善血脂代谢、降低血压，对心血管系统具有保护作用，同时低血糖风险小，用药安全性较好。

# 一、药物作用机制与成分

胰岛素和 GLP-1RAs 类制剂通过静脉或者皮下注射给药。

## 1. 胰岛素

胰岛素的降糖作用是通过胰岛素分子与位于细胞膜上的胰岛素受体结合，促进细胞对葡萄糖的吸收利用，同时抑制肝脏葡萄糖的输出而实现的。

胰岛素按来源可分为以下三大类。

（1）动物胰岛素　动物胰岛素为最早应用于临

床的胰岛素类制剂，是胰岛素（猪或牛）的灭菌水溶液，由于其与人胰岛素具有不同的一级结构，免疫原性高于人胰岛素，因此近年的临床应用较以前减少。动物胰岛素目前一般已不用于日常的血糖控制，对糖尿病合并急性并发症如酮症酸中毒、高渗昏迷患者，或者需静脉应用葡萄糖注射液的糖尿病患者仍需使用。

（2）人胰岛素　人胰岛素是通过基因重组技术，利用酵母菌或大肠埃希菌发酵而生产的与人胰岛素的 51 个基因序列完全一致的胰岛素。根据作用时间，人胰岛素又分为短效胰岛素、中效胰岛素、预混胰岛素。①短效胰岛素为人胰岛素注射液，皮下给药后 20~30 分钟起效，作用达峰时间为 2~4 小时，作用持续时间为 5~8 小时，需要在餐前 30 分钟皮下注射，作为降餐后血糖的胰岛素使用。②中效胰岛素为低精蛋白人胰岛素注射液，皮下给药后 2.5~3 小时内起效，作用达峰时间为 5~7 小时，作用持续时间为 13~16 小时，可作为基础胰岛素使用。③预混胰岛素制剂，含有餐时及基础胰岛素，常见的剂型有短效与中效胰岛素混合。根据两种胰岛素的成分及比例不同分为多种预混胰岛素，如精蛋白人胰岛素混合注射液（30/70）、精蛋白人胰岛素混合注射液（50/50）等品种。

（3）人胰岛素类似物　人胰岛素类似物是通过

基因重组技术，改变人胰岛素的一级结构，使氨基酸序列或种类发生改变，因与人胰岛素结构不同，称为人胰岛素类似物。人胰岛素类似物分为速效、预混以及长效胰岛素类似物。临床常用的速效胰岛素类似物有门冬胰岛素、赖脯胰岛素和谷赖胰岛素。上述人胰岛素类似物皮下注射后，10~15 分钟起效，作用达峰时间为 1~2 小时，作用持续时间为 4~6 小时，需要在餐前立即皮下注射，可作为餐时胰岛素使用。长效胰岛素类似物有甘精胰岛素注射液、地特胰岛素注射液和德谷胰岛素注射液，此类胰岛素无明显峰值，具有平稳、长效的降血糖作用，皮下注射后 3~4 小时起效，无峰值，作用持续时间长达 24~30 小时，作为基础胰岛素应用。预混胰岛素类似物制剂有门冬胰岛素 30 注射液、门冬胰岛素 50 注射液等品种。

## 2.GLP-1RAs

GLP-1RAs 为通过基因重组技术将 Exendin-4 或人类胰高糖素样肽 -1（GLP-1）进行结构改造的类似物。GLP-1RAs 可与膜结合细胞表面受体 GLP-1R 结合使之激活，在胰腺 B 细胞中通过刺激性 G 蛋白，与腺苷酸环化酶耦联。当葡萄糖浓度升高时，可增加细胞内环磷腺苷（cAMP）的水平，从而导致胰岛素释放。当血糖浓度下降并趋于正常时，胰岛素分泌减少；此外，还可以葡萄糖依赖性地减少胰高糖素分泌，血糖水平降低的机制还涉及食欲抑制、胃排空延迟等多个因素。

我国上市的 GLP-1RAs 依据药代动力学特点的不同，分为短效、长效和超长效制剂。①短效制剂包括贝那鲁肽、艾塞那肽、利司那肽。上述品种一般需要每日皮下注射 1~3 次。②长效制剂包括利拉鲁肽，半衰期长达 13 小时，达峰时间为 8~12 小时，可每日 1 次给药。③超长效制剂包括司美格鲁肽、艾塞那肽周制剂、度拉糖肽和聚乙二醇洛塞那肽等。上述品种一般需要每周 1 次皮下注射。其中利拉鲁肽、度拉糖肽和司美格鲁肽是基于人 GLP-1 结构，通过少数氨基酸残基替换、加工修饰得到的，因此与人 GLP-1 氨基酸序列同源性较高（≥ 90%）；而艾塞那肽、利司那肽、聚乙二醇洛塞那肽的氨基酸序列与人 GLP-1 的同源性较低，约为 50%。

## 二、国内已上市药品信息

目前国内上市并可及的胰岛素种类繁多（表 1-1），批准用于各型糖尿病患者。GLP-1RAs 共 7 种（表 1-2），批准用于 2 型糖尿病患者。

表 1-1 胰岛素国内上市品种信息

| 药品通用名称 | 商品名称 | 生产企业 | 活性成分 | 批准文号 | 规格（支） | 作用时间 |
|---|---|---|---|---|---|---|
| | | | | 短效胰岛素 | | |
| 人胰岛素注射液 | 诺和灵 R | 诺和诺德（中国） | 人胰岛素 | 国药准字 S20191007 | 3ml：300 单位（笔芯） | 皮下给药后 20-30 分钟起效，作用达峰时间为 2-4 小时，作用持续时间为 5-8 小时 |
| 人胰岛素注射液 | 诺和灵 R | 诺和诺德（中国） | 人胰岛素 | 国药准字 J20180012 | 300IU：3ml（特充） | |
| 人胰岛素注射液 | 天麦霖 | 合肥天麦 | 人胰岛素 | 国药准字 S20180003 | 3ml：300 单位（笔芯） | |
| 人胰岛素注射液 | 天麦霖 | 合肥天麦 | 人胰岛素 | 国药准字 S20194002 | 10ml：400 单位 | |
| 人胰岛素注射液 | 万邦林 R | 江苏万邦 | 人胰岛素 | 国药准字 S20030075 | 10ml：400 单位 | |
| 人胰岛素注射液 | 万邦林 R | 江苏万邦 | 人胰岛素 | 国药准字 S20040037 | 3ml：300 单位（笔芯） | |
| 人胰岛素注射液 | | 宜昌东阳光长江药业 | 人胰岛素 | 国药准字 S20200009 | 3ml：300 单位（笔芯） | |

续表

| 药品通用名称 | 商品名称 | 生产企业 | 活性成分 | 批准文号 | 规格（支） | 作用时间 |
|---|---|---|---|---|---|---|
| 人胰岛素注射液 | 优泌林 | 礼来制药 | 人胰岛素 | 国药准字 SJ20170043 | 3ml：300单位（笔芯） | |
| 人胰岛素注射液 | 苏泌啉 | 科兴生物 | 人胰岛素 | 国药准字 S20020039 | 10ml：400单位 | |
| 人胰岛素注射液 | 甘舒霖 R | 通化东宝 | 人胰岛素 | 国药准字 S19980075 | 10ml：400单位 | |
| 人胰岛素注射液 | 甘舒霖 R | 通化东宝 | 人胰岛素 | 国药准字 S20020092 | 3ml：300单位（笔芯） | 皮下给药后20~30分钟起效，作用达峰时间为2~4小时，作用持续时间为5~8小时 |
| 人胰岛素注射用 | 甘舒霖 R | 通化东宝 | 人胰岛素 | 国药准字 S20040045 | 10ml：1000单位 | |
| 人胰岛素注射液 | 天麦霖 | 合肥天麦 | 人胰岛素 | 国药准字 S20194002 | 10ml：400单位 | |
| 人胰岛素注射液 | | 合肥天麦 | 人胰岛素 | 国药准字 S20180003 | 3ml：300单位（笔芯） | |
| 人胰岛素注射液 | 优思灵 R | 珠海联邦 | 人胰岛素 | 国药准字 S20100015 | 3ml：300单位（笔芯） | |

| 药品通用名称 | 商品名称 | 生产企业 | 活性成分 | 批准文号 | 规格（支） | 作用时间 |
|---|---|---|---|---|---|---|
| | | | 速效（超短效）胰岛素 | | | |
| 门冬胰岛素注射液 | 锐秀霖 | 甘李药业 | 门冬胰岛素 | 国药准字 S20200008 | 3ml：300单位（笔芯） | 皮下注射后，10～15分钟起效，作用达峰时间为1～2小时，作用持续时间为4～6小时 |
| 门冬胰岛素注射液 | | 浙江海正 | 门冬胰岛素 | 国药准字 S20210038 | 3ml：300单位（笔芯） | |
| 门冬胰岛素注射液 | 锐舒霖 | 通化东宝 | 门冬胰岛素 | 国药准字 S20210040 | 3ml：300单位（笔芯） | |
| 门冬胰岛素注射液 | | 通化东宝 | 门冬胰岛素 | 国药准字 S20210041 | 10ml：1000单位 | |
| 门冬胰岛素注射液 | 诺和锐 | 诺和诺德（中国） | 门冬胰岛素 | 国药准字 S20153001 | 3ml：300单位（笔芯） | |
| 门冬胰岛素注射液 | | 诺和诺德（中国） | 门冬胰岛素 | 国药准字 S20217012 | 3ml：300单位（特充） | |
| 门冬胰岛素注射液 | | 珠海联邦 | 门冬胰岛素 | 国药准字 S20210027 | 3ml：300单位（笔芯） | |

续表

| 药品通用名称 | 商品名称 | 生产企业 | 活性成分 | 批准文号 | 规格（支） | 作用时间 |
|---|---|---|---|---|---|---|
| 门冬胰岛素注射液 | | 珠海联邦 | 门冬胰岛素 | 国药准字 S20210028 | 3ml∶300 单位（预填充） | 皮下注射后，10~15分钟起效，作用达峰时间为1~2小时，作用持续时间为4~6小时 |
| 门冬胰岛素注射液 | 海赛宁 | 浙江海正 | 门冬胰岛素 | 国药准字 S20210038 | 3ml∶300 单位（笔芯） | |
| 赖脯胰岛素注射液 | 优泌乐 | 礼来制药 | 赖脯胰岛素 | 国药准字 S20217009 | 3ml∶300 单位（笔芯） | |
| 赖脯胰岛素注射液 | 速秀霖 | 甘李药业 | 赖脯胰岛素 | 国药准字 S20063004 | 3ml∶300 单位（笔芯） | |
| 赖脯胰岛素注射液 | | 甘李药业 | 赖脯胰岛素 | 国药准字 S20194000 | 3ml∶300 单位（预填充注射笔） | |
| 赖脯胰岛素注射液 | | 江苏万邦 | 赖脯胰岛素 | 国药准字 S20220002 | 3ml∶300 单位（笔芯） | |
| 谷赖胰岛素注射液 | 艾倍得 | 赛诺菲制药 | 谷赖胰岛素 | 国药准字 J20150062 | 3ml∶300 单位（预填充笔） | |

| 药品通用名称 | 商品名称 | 生产企业 | 活性成分 | 批准文号 | 规格（支） | 作用时间 |
|---|---|---|---|---|---|---|
| 中效胰岛素 | | | | | | |
| 精蛋白人胰岛素注射液 | 天麦霖 | 合肥天麦 | 精蛋白人胰岛素 | 国药准字 S20190032 | 3ml：300 单位（笔芯） | 皮下给药后 2.5~3 小时内起效，作用达峰时间为 5~7小时，作用持续时间为 13~16 小时 |
| 精蛋白人胰岛素注射液 | 优思灵 N | 珠海联邦 | 精蛋白人胰岛素 | 国药准字 S20090030 | 3ml：300 单位（笔芯） | |
| 精蛋白人胰岛素注射液 | 诺和灵 N | 诺和诺德（中国） | 精蛋白人胰岛素 | 国药准字 S20227002 | 3ml：300 单位（笔芯） | |
| 精蛋白人胰岛素注射液 | 诺和灵 N | 诺和诺德（中国） | 精蛋白人胰岛素 | 国药准字 S20227001 | 3ml：300 单位（特充） | |
| 精蛋白人胰岛素注射液 | 重和林 N | 拜尔医药 | 精蛋白人胰岛素 | 国药准字 J20160006 | 3ml：300 单位（笔芯） | |

续表

| 药品通用名称 | 商品名称 | 生产企业 | 活性成分 | 批准文号 | 规格（支） | 作用时间 |
|---|---|---|---|---|---|---|
| 精蛋白人胰岛素注射液 | 优泌林 | 礼来制药 | 精蛋白人胰岛素 | 国药准字 SJ20160048 | 3ml：300 单位(笔芯) | 皮下给药后 2.5～3 小时内起效，作用达峰时间为 5～7小时，作用持续时间为 13～16 小时 |
| 精蛋白人胰岛素注射液 | 苏泌啉恩 | 科兴生物 | 精蛋白人胰岛素 | 国药准字 S20030010 | 10ml：400 单位 | |
| 精蛋白人胰岛素注射液 | 万邦林 N | 江苏万邦 | 精蛋白人胰岛素 | 国药准字 S20030073 | 10ml：400 单位 | |
| 精蛋白人胰岛素注射液 | 万邦林 | 江苏万邦 | 精蛋白人胰岛素 | 国药准字 S20060001 | 3ml：300 单位(笔芯) | |
| 精蛋白人胰岛素注射液 | 甘舒霖 N | 通化东宝 | 精蛋白人胰岛素 | 国药准字 S20020091 | 3ml：300 单位(笔芯) | |

| 药品通用名称 | 商品名称 | 生产企业 | 活性成分 | 批准文号 | 规格（支） | 作用时间 |
|---|---|---|---|---|---|---|
| 精蛋白人胰岛素注射液 | 甘舒霖N | 通化东宝 | 精蛋白人胰岛素 | 国药准字S19990017 | 10ml：400单位 | 皮下给药后2.5～3小时内起效，作用达峰时间为5～7小时，作用持续时间为13～16小时 |
| 精蛋白人胰岛素注射液 | 甘舒霖N | 通化东宝 | 精蛋白人胰岛素 | 国药准字S20040044 | 10ml：1000单位 | |
| **长效胰岛素** | | | | | | |
| 甘精胰岛素注射液 | 长秀霖 | 甘李药业 | 甘精胰岛素 | 国药准字S20050051 | 3ml：300单位(笔芯) | 皮下注射后3～4小时起效，无峰值，作用持续时间长达24-30小时 |
| 甘精胰岛素注射液 | 长秀霖 | 甘李药业 | 甘精胰岛素 | 国药准字S20194001 | 3ml：300单位（预填充注射笔） | |
| 甘精胰岛素注射液 | 联邦优乐灵 | 珠海联邦 | 甘精胰岛素 | 国药准字S20160009 | 3ml：300单位(笔芯) | |
| 甘精胰岛素注射液 | 来得时 | 赛诺菲制药 | 甘精胰岛素 | 国药准字S20201000 | 3ml：300单位(笔芯) | |

风湿糖尿病治疗用药管理手册

续表

| 药品通用名称 | 商品名称 | 生产企业 | 活性成分 | 批准文号 | 规格（支） | 作用时间 |
|---|---|---|---|---|---|---|
| 甘精胰岛素注射液 | 来得时 | 赛诺菲制药 | 甘精胰岛素 | 国药准字 S20201001 | 3ml：300单位（预填充） | 皮下注射后3~4小时起效，无峰值，作用可持续时间同长达24-30小时 |
| 甘精胰岛素注射液 | 长舒霖 | 通化东宝 | 甘精胰岛素 | 国药准字 S20190041 | 3ml：300单位（笔芯） | |
| 甘精胰岛素注射液 | | 通化东宝 | 甘精胰岛素 | 国药准字 S20217020 | 3ml：300单位（预填充） | |
| 甘精胰岛素注射液 | | 通化东宝 | 甘精胰岛素 | 国药准字 S20190042 | 10ml：1000单位 | |
| 甘精胰岛素注射液 | | 宜昌东阳光长江药业 | 甘精胰岛素 | 国药准字 S20210042 | 3ml：300单位（笔芯） | |
| 地特胰岛素注射液 | 诺和平 | 诺和诺德（中国） | 地特胰岛素 | 国药准字 S20217003 | 3ml：300单位（笔芯） | |
| 地特胰岛素注射液 | 诺和平 | 诺和诺德（中国） | 地特胰岛素 | 国药准字 S20217014 | 3ml：300单位（特充） | |
| 德谷胰岛素注射液 | 诺和达 | 诺和诺德（中国） | 德谷胰岛素 | 国药准字 S20217017 | 3ml：300单位（笔芯） | |
| 德谷胰岛素注射液 | 诺和达 | 诺和诺德（中国） | 德谷胰岛素 | 国药准字 S20227007 | 3ml：300单位（特充） | |

| 药品通用名称 | 商品名称 | 生产企业 | 活性成分 | 批准文号 | 规格（支） | 作用时间 |
|---|---|---|---|---|---|---|
| **预混人胰岛素** | | | | | | |
| 精蛋白人胰岛素混合注射液（30R） | 普泰霖 30 | 甘李药业 | 人胰岛素、精蛋白人胰岛素 | 国药准字 S20210015 | 3ml：300 单位(笔芯) | 作用时间参考短效胰岛素与中效胰岛素 |
| 精蛋白人胰岛素混合注射液（30R） | | 合肥天麦 | 人胰岛素、精蛋白人胰岛素 | 国药准字 S20190033 | 3ml：300 单位(笔芯) | |
| 精蛋白人胰岛素混合注射液（30R） | 优思灵 30R | 珠海联邦 | 人胰岛素、精蛋白人胰岛素 | 国药准字 S20100013 | 3ml：300 单位(笔芯) | |
| 精蛋白人胰岛素混合注射液（30R） | 甘舒霖 30R | 通化东宝 | 人胰岛素、精蛋白人胰岛素 | 国药准字 S20030004 | 3ml：300 单位(笔芯) | |

糖尿病治疗用药风险管理手册

| 药品通用名称 | 商品名称 | 生产企业 | 活性成分 | 批准文号 | 规格（支） | 作用时间 |
|---|---|---|---|---|---|---|
| 精蛋白人胰岛素混合注射液（30R） | 甘舒霖30R | 通化东宝 | 人胰岛素、精蛋白人胰岛素 | 国药准字S20020031 | 10ml：400单位 | 作用时间同参考短效胰岛素与中效胰岛素 |
| 精蛋白人胰岛素混合注射液（30R） | 诺和灵30R | 诺和诺德 | 人胰岛素、精蛋白人胰岛素 | 国药准字S20191005 | 3ml：300单位(笔芯) | |
| 精蛋白人胰岛素混合注射液（30R） | 优泌林70/30 | 礼来制药 | 人胰岛素、精蛋白人胰岛素 | 国药准字SJ20160044 | 3ml：300单位(笔芯) | |
| 精蛋白人胰岛素混合注射液（30R） | 优泌林70/30 | 礼来制药 | 人胰岛素、精蛋白人胰岛素 | 国药准字SJ20160047 | 3ml：300单位（预装笔式注射器） | |

续表

| 药品通用名称 | 商品名称 | 生产企业 | 活性成分 | 批准文号 | 规格（支） | 作用时间 |
|---|---|---|---|---|---|---|
| 精蛋白人胰岛素混合注射液（40R） | 甘舒霖40R | 通化东宝 | 人胰岛素、精蛋白人胰岛素 | 国药准字 S20140002 | 3ml：300单位（笔芯） | 作用时间参考短效胰岛素与中效胰岛素 |
| 精蛋白人胰岛素混合注射液（50R） | 诺和灵50R | 诺和诺德 | 人胰岛素、精蛋白人胰岛素 | 国药准字 S20191006 | 3ml：300单位（笔芯） | |
| 精蛋白人胰岛素混合注射液（50R） | 优思灵50R | 珠海联邦 | 人胰岛素、精蛋白人胰岛素 | 国药准字 S20100014 | 3ml：300单位（笔芯） | |
| 精蛋白人胰岛素混合注射液（50R） | 甘舒霖50R | 通化东宝 | 人胰岛素、精蛋白人胰岛素 | 国药准字 S20083008 | 3ml：300单位（笔芯） | |

续表

| 药品通用名称 | 商品名称 | 生产企业 | 活性成分 | 批准文号 | 规格（支） | 作用时间 |
|---|---|---|---|---|---|---|
| 精蛋白人胰岛素混合注射液（30R） | 万邦林 | 江苏万邦 | 人胰岛素、精蛋白重组人胰岛素 | 国药准字 S20093036 | 3ml：300单位（笔芯） | 作用时间同参考短效胰岛素与中效胰岛素 |
| 精蛋白人胰岛素混合注射液（30R） | | 江苏万邦 | 人胰岛素、精蛋白重组人胰岛素 | 国药准字 S20110012 | 10ml：400单位 | |
| 精蛋白人胰岛素混合注射液（50R） | | 江苏万邦 | 人胰岛素、精蛋白重组人胰岛素 | 国药准字 S20083115 | 3ml：300单位（笔芯） | |
| 预混胰岛素类似物 | | | | | | |
| 门冬胰岛素30注射液 | | 甘李药业 | 门冬胰岛素、精蛋白门冬胰岛素 | 国药准字 S20200024 | 3ml：300单位（笔芯） | 作用时间同参考超短效胰岛素及中效胰岛素 |

| 药品通用名称 | 商品名称 | 生产企业 | 活性成分 | 批准文号 | 规格（支） | 作用时间 |
|---|---|---|---|---|---|---|
| 门冬胰岛素 30 注射液 | | 珠海联邦 | 门冬胰岛素、精蛋白门冬胰岛素 | 国药准字 S20210029 | 3ml：300 单位（笔芯） | |
| 门冬胰岛素 30 注射液 | | 珠海联邦 | 门冬胰岛素、精蛋白门冬胰岛素 | 国药准字 S20210030 | 3ml：300 单位（预填充） | |
| 门冬胰岛素 30 注射液 | 诺和锐 30 | 诺和诺德 | 门冬胰岛素、精蛋白门冬胰岛素 | 国药准字 S20133006 | 3ml：300 单位（笔芯） | |
| 门冬胰岛素 30 注射液 | 诺和锐 30 | 诺和诺德 | 门冬胰岛素、精蛋白门冬胰岛素 | 国药准字 S20217010 | 3ml：300 单位（特充） | |
| 门冬胰岛素 50 注射液 | 诺和锐 50 | 诺和诺德 | 门冬胰岛素、精蛋白门冬胰岛素 | 国药准字 J20170033 | 3ml：300 单位（笔芯） | 作用时间参考超短效胰岛素及中效胰岛素 |

续表

| 药品通用名称 | 商品名称 | 生产企业 | 活性成分 | 批准文号 | 规格（支） | 作用时间 |
|---|---|---|---|---|---|---|
| 门冬胰岛素 50 注射液 | 诺和锐 50 特充 | 诺和诺德 | 门冬胰岛素、精蛋白门冬胰岛素 | 国药准字 SJ20170007 | 3ml : 300 单位（特充） | 作用时间参考超短效胰岛素及中效胰岛素 |
| 精蛋白锌重组赖脯胰岛素混合注射液（25R） | 优泌乐 25R | 礼来制药 | 赖脯胰岛素、精蛋白锌重组赖脯胰岛素 | 国药准字 J20140145 | 3ml : 300 单位（笔芯） | |
| 精蛋白锌重组赖脯胰岛素混合注射液（25R） | 优泌乐 25R | 礼来制药 | 赖脯胰岛素、精蛋白锌重组赖脯胰岛素 | 国药准字 SJ20160043 | 3ml : 300 单位（预装注射笔） | |
| 精蛋白锌重组赖脯胰岛素混合注射液（25R） | 甘李药业 | 赖脯胰岛素、精蛋白锌重组赖脯胰岛素 | 国药准字 S20140005 | 3ml : 300 单位（笔芯） | |

| 药品通用<br>名称 | 商品<br>名称 | 生产企业 | 活性成分 | 批准文号 | 规格（支） | 作用时间 |
|---|---|---|---|---|---|---|
| 精蛋白锌<br>重组赖脯<br>胰岛素混<br>合注射液<br>（50R） | | 礼来制药 | 赖脯胰岛<br>素、精蛋白<br>锌重组赖脯<br>胰岛素 | 国药准字 J20180009 | 3ml：300 单位(笔芯) | |
| 德谷门冬<br>双胰岛素<br>注射液 | 诺和佳 | 诺和诺德 | 门冬胰岛<br>素、德谷胰<br>岛素 | 国药准字 S20227005 | 3ml：300 单位(笔芯) | 作用时间参<br>考超短效及<br>长效胰岛素 |
| 德谷门冬<br>双胰岛素<br>注射液 | 诺和佳 | 诺和诺德 | 门冬胰岛<br>素、德谷胰<br>岛素 | 国药准字 S20227004 | 3ml：300 单位(畅充) | |

表 1-2 GLP-1RAs 国内上市品种信息

| 通用名称 | 商品名称 | 生产企业 | 批准文号 | 规格 | 达峰时 | 半衰期 | 用法用量 |
|---|---|---|---|---|---|---|---|
| 艾塞那肽注射液 | 百泌达 | 三生制药 | H20140821 | 5μg（0.25μg/ml，1.2ml/支） | 2.1 小时 | 2.4 小时 | 起始每次 5μg，1 月后增至 10μg，早晚餐前 60min 皮下注射 |
| | | | H20140822 | 10μg（0.25μg/ml，2.4ml/支） | | | |
| 利拉鲁肽注射液 | 诺和力 | 诺和诺德 | S20160004 | 3ml：18mg | 8~12 小时 | 13 小时 | 起始 0.6mg/d，至少 1 周后剂量增至 1.2mg/d，每日剂量不超过 1.8mg/d；一天中任何时间皮下注射 |
| 贝那鲁肽注射液 | 谊生泰 | 上海仁会 | 国药准字 S20160007 | 2.1ml：4.2mg（42000U） | 19 分钟 | 11 分钟 | 起始剂量为每次 0.1mg，每日三餐前 5 分钟皮下注射 |

| 通用名称 | 商品名称 | 生产企业 | 批准文号 | 规格 | 达峰时 | 半衰期 | 用法用量 |
|---|---|---|---|---|---|---|---|
| 利司那肽注射液 | 利时敏 | 赛诺菲制药 | 国药准字J20180021 | 10μg | 1.0~3.5小时 | 3小时 | 起始剂量为10μg，第15天开始20μg为固定维持剂量，每日任何时间餐前1小时皮下注射 |
| | | | 国药准字J20180020 | 20μg | | | |
| 注射用艾塞那肽微球 | 百达扬 | 三生制药 | H20170389 | 2mg | 第2周：微球表面结合艾塞那肽释放达峰，6~7周：微球内艾塞那肽释放达峰 | 2.4小时释放 | 每次2mg，一天中任何时间，每周同一天皮下注射 |
| 度拉糖肽注射液 | 度易达 | 礼来制药 | S20190021 | 0.75mg∶0.5ml | 48小时 | 108~112小时 | 起始剂量0.75mg，最大推荐剂量1.5mg；一天中任何时间，每周一次皮下注射 |
| 度拉糖肽注射液 | 度易达 | 礼来制药 | S20190022 | 1.5mg∶0.5ml | | | |

续表

| 通用名称 | 商品名称 | 生产企业 | 批准文号 | 规格 | 达峰时 | 半衰期 | 用法用量 |
|---|---|---|---|---|---|---|---|
| 聚乙二醇洛塞那肽注射液 | 孚来美 | 豪森药业 | 国药准字 H20190024 | 0.5ml：0.1mg | 67~118 小时 | 104~121 小时 | 起始剂量 0.1mg，如血糖控制不满意，可增加至 0.2mg；一天中任何时间，每周一次皮下注射 |
| | | | 国药准字 H20190025 | 0.5ml：0.2mg | | | |
| 司美格鲁肽注射液 | 诺和泰 | 诺和诺德 | 国药准字 SJ20210015 | 1.34mg/ml，3ml（预填充注射笔） | 1~3 天 | 1 周 | 起始剂量 0.25mg，4 周后增至 0.5mg，以 0.5mg/周治疗至少 4 周后，剂量可增至 1mg，不推荐每周剂量超过 1mg；一天中任何时间，每周一次皮下注射 |
| | | | 国药准字 SJ20210014 | 1.34mg/ml，1.5ml（预填充注射笔） | | | |

## 三、常见的风险点管理

### 1. 储存与运输

胰岛素或 GLP-1RAs 均属于生物制剂，对于储存条件比普通化学药品有更高的要求。未使用的胰岛素或 GLP-1RAs 均应于 2~8℃冷藏，避免冷冻及阳光直射。胰岛素首次使用后可在室温条件下保存 28 天，使用前需回暖至室温。GLP-1RAs 开封后需在 30℃以下或 2~8℃冷藏、避光保存。短效 GLP-1RAs 首次使用后有效期为 1 月左右，长效 GLP-1RAs 在首次使用后可保存 6 周（以各制剂产品的最新版药品说明书为准）。患者在长途旅行情况下需将胰岛素或 GLP-1RAs 随身携带，不可托运。

### 2. 特殊装置（胰岛素注射笔）的应用

使用注射笔前，应查阅所用装置的说明书。胰岛素注射笔可能因生产企业不同，其操作程序、使用方法、功能和保管要求等也会有所不同。胰岛素注射笔使用中的常见风险点如下：①注射前准备：保证手部及注射部位清洁，确认注射笔完好无破损，如果是需要安装笔芯的胰岛素注射笔，明确胰岛素种类及注射剂量，并确认是否在有效期内，若胰岛素为冷藏保存，应提前 30 分钟取出，回暖至室温后再注射。注射前必须排尽针头内死腔内的空气，确保至少一滴药液挂在针尖上。②注射方法：应将针头垂直完全刺入皮肤后，拇指才能触碰按钮；沿注射笔轴心按压拇指按钮，不可倾斜按压。这样可以防止胰岛素笔因受到压力而出现漏液，又可预防因用力不当引起针头折断于患者体内的风险。注射时，要选择合适的注射部位，常用部位如腹部、大腿外侧、上臂外侧和臀部外上侧。如注射部位有炎症、出血、感染、硬结等异常情况，则该部位不宜注射。③注射后处理：注射笔的针头应废弃，不得留在注射笔上，以防空气或其他污染物进入笔芯，或因药物渗漏而影响剂量的准确性。针头不可重复使用。④其他注意事项：胰岛素注射笔和笔芯不可多人共用，必须专人专用。

### 3. 适应证

按照各药品的国内批准说明书，即国家药品监督管理局（National Medical Products Administration，NMPA）版本，以及参照《中国 2 型糖尿病防治指南（2020 年版）》《ADA 糖尿病诊疗标准（2022 年版）》《2021 成人 1 型糖尿病管理》等临床指南中列出的适应证使用，如需超适应证使用，应遵循本单位规范的管理流程和循证评价标准。

### 4. 禁忌证

低血糖发作时，或是对胰岛素或辅料中任一成分过敏者需禁用胰岛素。存在严重心理障碍或精神异常，缺乏自我血糖监测条件或拒绝自我血糖监测的糖尿病患者皆不适宜独自使用胰岛素。对 GLP-1RAs 药品中活性成分或辅料过敏者需禁用此类药物。此外，有甲状腺髓样癌的个人或家族病史的患者，以及患多发性内分泌腺瘤病 2 型（MEN-2）的患者，亦应禁用 GLP-1RAs。

### 5. 特殊患者使用管理

GLP-1RAs 在妊娠期或哺乳期妇女、18 岁以下儿童及青少年中的应用证据尚不充分，针对上述人群暂不应用此类药物。胰岛素需根据具体胰岛素类型决定在特殊人群中的应用，部分胰岛素在妊娠期妇女、儿童中的应用证据尚不充足，儿童不建议应用动物源性胰岛素和预混胰岛素。对于妊娠期糖尿病患者，甘精胰岛素及德谷胰岛素，不建议常规应用，需谨慎给药。

中国已批准上市的胰岛素的儿童适用年龄见表 1-3（参考《中国儿童 1 型糖尿病标准化诊断与治疗专家共识 2020 版》）。

表 1-3　中国已批准上市基因重组胰岛素的儿童使用方法

| 胰岛素种类 | 适用年龄（岁） |
|---|---|
| 速效人胰岛素类似物 | |
| 门冬胰岛素 | ≥ 2 |
| 赖脯胰岛素 | ≥ 12 |
| 谷赖胰岛素 | 在儿童及青少年使用的临床数据有限 |

| 胰岛素种类 | 适用年龄（岁） |
|---|---|
| 短效人胰岛素 | 无限制 |
| 精蛋白锌重组人胰岛素 | 无限制 |
| 长效人胰岛素类似物 | |
| 甘精胰岛素 | ≥ 6 |
| 地特胰岛素 | ≥ 6 |
| 德谷胰岛素 | ≥ 18 |

### 6. 用法用量

参照各药品的国内批准说明书。胰岛素以及 GLP-1RAs 均可皮下注射，部分短效胰岛素或人胰岛素类似物制剂可静脉输注，但在实际临床工作中，常规（短效）胰岛素广泛用于静脉输注，速效胰岛素类似物可静脉输注，但评估和注意事项较多，未被广泛推荐。中效胰岛素、长效胰岛素、预混胰岛素不可静脉输注。用量需根据患者病情而定，用药时需注意预防低血糖及血糖波动过大。

### 7. 药物的配置

除特充胰岛素外，胰岛素类药物（除静脉使用外）均需配合注射用笔使用，使用时需将胰岛素置入注射用笔并安装注射用针头，且需确保针头为首次使用且无破损。如需静脉输注胰岛素时需将胰岛素加入溶媒中。目前上市的 GLP-1RAs 制剂均为预填充制剂，需注意及时更换注射针头。

## 8. 胰岛素的静脉输注

静脉输注胰岛素制剂时需注意输液速度。输注速度依患者病情而定，酮症酸中毒患者常给予静脉输注胰岛素，速度可为 0.1U/（kg·h）。根据血糖下降速度酌情调整胰岛素输注速度，每小时血糖下降 4.2~5.6mmol/L 较理想，输注过快有可能增加低血糖风险，血糖下降过快亦可有脑水肿风险。

## 9. 药物配伍与相互作用

糖皮质类固醇、雌激素、口服避孕药等可不同程度地升高血糖浓度，同时应用时需调整此类药物或胰岛素的剂量。胰岛素静脉输注时，5% 碳酸氢钠注射液、甘露醇、复方氯化钠，不宜作为溶媒。含巯基药物、偏碱性药物、中药注射剂不宜与胰岛素配伍，此外药品说明书中明确规定需单独使用的药物不宜配伍。GLP-1 受体激动剂目前尚无证据表明可与其他药物配伍。

## 10. 不良反应

胰岛素常见不良反应为低血糖。长期大剂量注射胰岛素有可能出现胰岛素抵抗，部分患者经常在身体某个部位注射胰岛素，可见注射部位脂肪萎缩或增生。GLP-1RAs 常见胃肠道反应，且研究显示且呈剂量依赖性。GLP-1RAs 导致的低血糖大多为轻度，重度低血糖则常见于磺脲类药物联用时。

### 11. 患者用药教育

患者开始应用胰岛素或 GLP–1RAs 前，医务人员需告知使用方法。并需提醒患者避免反复在一个部位注射，建议轮换注射。且告知患者每次注射前需更换新的注射针头，反复使用的针头可增加感染概率，增加疼痛感以及出现针头堵塞。此外，不合理的用药剂量、用药频次均可导致不良反应，告知患者自我监测血糖，避免低血糖的发生。

# 第二节 口服类降糖药

高血糖的药物治疗基于纠正导致人类血糖升高的两个主要病理生理改变，即胰岛素抵抗和胰岛素分泌受损。2 型糖尿病（type 2 diabetes mellitus，T2DM）是一种进展性疾病。随着病程的进展，胰岛B 细胞功能呈进行性下降，在饮食和运动不能使血糖控制达标时，应及时采用包括口服药治疗在内的药物治疗。

根据作用效果的不同，口服降糖药可分为以促进胰岛素分泌为主要作用的药物和通过其他机制降低血糖的药物，前者主要包括磺脲类、格列奈类、二肽基肽酶Ⅳ抑制剂（dipeptidyl peptidase Ⅳ inhibitor，DPP-4i），后者主要包括双胍类、噻唑烷二酮类（thiazolidinediones，TZDs）、α- 糖苷酶抑制剂和钠-葡萄糖共转运蛋白2抑制剂（sodium-glucose cotransporter 2 inhibitor，SGLT2i）。

# 一、药物作用机制与活性成分

目前在我国已上市的口服降糖药的作用机制与代表药物如表 1-4 所示。除上文提到的几种降糖药物之外，本表还收录了两种新药桑枝总生物碱和西格列他钠。桑枝总生物碱是一种中成药制剂，作用机制与α- 糖苷酶抑制剂类似，主要通过抑制碳水化合物在小肠上部的吸收而降低餐后血糖。西格列他钠是过氧化物酶体增殖物激活受体（peroxisome proliferators-activated receptors，PPAR）全激动剂，能同时激活PPARα、δ 和 γ 三个亚型受体，主要通过改善胰岛素抵抗来降低血糖。

表 1-4　常用口服降糖药的作用机制与代表药物

| 药理分类 | 作用机制 | 代表药物 |
|---|---|---|
| 双胍类 | ①作用于肝脏，抑制糖异生，减少肝糖输出；②作用于脂肪、肌肉组织，提高机体对胰岛素的敏感性，增加机体对葡萄糖的摄取和利用，促进糖原合成；③作用于肠道，抑制葡萄糖吸收 | 二甲双胍 |

| 药理分类 | 作用机制 | 代表药物 |
|---|---|---|
| 磺脲类 | 通过特异性地结合胰岛 B 细胞上的磺酰脲受体，使 $K^+$ 通道关闭，细胞内的 $K^+$ 外流减少，导致细胞膜去极化，使电压依赖性 $Ca^{2+}$ 通道开放，细胞外的 $Ca^{2+}$ 内流，进而触发胰岛素的释放，增加体内胰岛素水平，从而降低血糖 | 格列本脲<br>格列美脲<br>格列齐特<br>格列吡嗪<br>格列喹酮 |
| 格列奈类 | 与磺脲类药物的作用机制有相同之处，区别是该类药物主要通过刺激胰岛素的早时相分泌而降低餐后血糖 | 瑞格列奈<br>那格列奈<br>米格列奈钙 |
| TZDs | 特异性结合并激活过氧化物酶体增殖物激活受体 $-\gamma$（PPAR$\gamma$）相关。①增加靶细胞对胰岛素的敏感性，减轻胰岛素抵抗；②增加肝糖原合成酶的活性，减少肝内糖异生 | 罗格列酮<br>吡格列酮 |
| $\alpha$- 糖苷酶抑制剂 | 主要作用于小肠上皮刷状缘，竞争性抑制 $\alpha$- 糖苷酶活性，防止 1,4- 糖苷键水解，延缓多糖、双糖的消化，减慢水解产生葡萄糖的速度和单糖的吸收，降低餐后血糖 | 阿卡波糖<br>伏格列波糖<br>米格列醇 |
| DPP-4i | 通过抑制二肽基肽酶 IV（DPP-4）减少胰高糖素样肽 -1（GLP-1）在体内的失活，使内源性 GLP-1 水平升高。GLP-1 则以葡萄糖浓度依赖的方式增加胰岛素分泌，抑制胰高糖素分泌，从而降低血糖 | 西格列汀<br>沙格列汀<br>维格列汀<br>利格列汀<br>阿格列汀 |
| SGLT2i | 通过抑制肾脏对葡萄糖的重吸收，降低肾糖阈，促进尿糖的排出，从而降低血糖 | 达格列净<br>恩格列净<br>卡格列净<br>艾托格列净<br>恒格列净 |

| 药理分类 | 作用机制 | 代表药物 |
|---|---|---|
| 其他 | 中成药：通过抑制碳水化合物在小肠上部的吸收而降低餐后血糖 | 桑枝总生物碱 |
| | PPAR 全激动剂：通过改善胰岛素抵抗来降低血糖 | 西格列他钠 |

## 二、国内已上市药品临床研究信息

从最早应用于临床的磺脲类药物到现在的 SGLT2i 类药物，口服降糖药物的家族体系正在不断地扩大与更新中，家族成员也越来越多。

### （一）双胍类

1. 获批适应证：首选用于单纯饮食控制及体育锻炼控制血糖无效的 2 型糖尿病。

2. 国内已上市的双胍类口服降糖药物的临床应用信息见表 1-5。

表 1-5 双胍类国内已上市药品的临床应用信息

| 上市药品 | 国产 | 进口 | 常规日剂量 | 最高日剂量 |
|---|---|---|---|---|
| 盐酸二甲双胍片 | √ | √ | 0.5~2.0g | 2.55g |
| 盐酸二甲双胍肠溶片 | √ | | 0.5~1.8g | 1.8g |
| 盐酸二甲双胍肠溶胶囊 | √ | √ | 0.5~2.0g | 2.0g |
| 盐酸二甲双胍缓释片 | √ | √ | 0.5~2.0g | 2.0g |

注：“√”表示有上市制剂

## （二）磺脲类

1. 获批适应证：2 型糖尿病。

2. 在国内已上市的磺脲类口服降糖药物的临床应用信息见表 1–6。

表 1–6　磺脲类国内已上市药品的临床应用信息

| 上市药品 | 国产 | 进口 | 常规日剂量 | 最高日剂量 |
|---|---|---|---|---|
| 格列本脲片 | √ | | 5~10mg | 15mg |
| 格列本脲胶囊 | √ | | | |
| 消渴丸（含格列本脲） | √ | | 5~30 丸 | 30 丸 |
| 格列美脲片 | √ | √ | 1~4mg | 8mg |
| 格列美脲胶囊 | √ | | | |
| 格列美脲分散片 | √ | | | |
| 格列美脲口腔崩解片 | √ | | | |
| 格列美脲滴丸 | √ | | | |
| 格列齐特片 | √ | | 40~240mg | 240mg |
| 格列齐特片（Ⅱ） | √ | | 80~320mg | 320mg |
| 格列齐特分散片 | √ | | 40~240mg | 320mg |
| 格列齐特胶囊 | √ | | | |
| 格列齐特缓释片 | √ | √ | 30~120mg | 120mg |
| 格列齐特缓释胶囊 | √ | | | |
| 格列吡嗪片 | √ | | 2.5~20mg | 30mg |
| 格列吡嗪胶囊 | √ | | | |
| 格列吡嗪口腔崩解片 | √ | | | |
| 格列吡嗪控释片 | √ | √ | 5~20mg | 20mg |
| 格列吡嗪缓释胶囊 | √ | | | |

| 上市药品 | 国产 | 进口 | 常规日剂量 | 最高日剂量 |
|---|---|---|---|---|
| 格列喹酮片 | √ | | 15~120mg | 180mg |
| 格列喹酮胶囊 | √ | | | |
| 格列喹酮分散片 | √ | | 15~180mg | 180mg |

注："√"表示有上市制剂

## （三）格列奈类

1. 适应证：2 型糖尿病。

2. 在国内已上市的格列奈类口服降糖药物的临床应用信息见表 1-7。

表 1-7　格列奈类国内已上市药品的临床应用信息

| 上市药品 | 国产 | 进口 | 常规日剂量 | 最高日剂量 |
|---|---|---|---|---|
| 瑞格列奈片 | √ | √ | 0.5~16mg | 16mg(最高 4mg/次) |
| 瑞格列奈分散片 | √ | | | |
| 那格列奈片 | √ | √ | 60~120mg | 180mg |
| 那格列奈分散片 | √ | | | |
| 那格列奈胶囊 | √ | | | |
| 米格列奈钙片 | √ | √ | 10~30mg | 30mg |
| 米格列奈钙胶囊 | √ | | | |

注："√"表示有上市制剂

## （四）TZDs

1. 获批适应证：罗格列酮：2 型糖尿病。吡格列酮：2 型糖尿病。

2. 在国内已上市的 TZD 类口服降糖药物的临床应用信息见表 1–8。

表 1–8　噻唑烷二酮类国内已上市药品的临床应用信息

| 上市药品 | 国产 | 进口 | 常规日剂量 | 最高日剂量 |
|---|---|---|---|---|
| 罗格列酮片 | √ | | | |
| 罗格列酮钠片 | √ | | | |
| 盐酸罗格列酮片 | √ | | | |
| 盐酸罗格列酮胶囊 | √ | | 4mg | 8mg |
| 酒石酸罗格列酮片 | √ | | | |
| 酒石酸罗格列酮分散片 | √ | | | |
| 酒石酸罗格列酮胶囊 | √ | | | |
| 盐酸吡格列酮片 | √ | √ | | |
| 盐酸吡格列酮口腔崩解片 | √ | | 15~45mg | 45mg |
| 盐酸吡格列酮分散片 | √ | | | |
| 盐酸吡格列酮胶囊 | √ | | | |

注："√"表示有上市制剂

## （五）α – 糖苷酶抑制剂

1. 获批适应证：2 型糖尿病；降低糖耐量减低者的餐后血糖。

2. 在国内已上市的 α– 糖苷酶抑制剂类口服降糖药物临床应用信息见表 1–9。

表 1-9　α - 糖苷酶抑制剂国内已上市药品的临床应用信息

| 上市药品 | 国产 | 进口 | 常规日剂量 | 最高日剂量 |
|---|---|---|---|---|
| 阿卡波糖片 | √ | √ | | |
| 阿卡波糖胶囊 | √ | | 50~300mg | 600mg |
| 阿卡波糖咀嚼片 | √ | | | |
| 伏格列波糖片 | √ | √ | | |
| 伏格列波糖咀嚼片 | √ | | | |
| 伏格列波糖分散片 | √ | | 0.2~0.6mg | 0.9mg |
| 伏格列波糖胶囊 | √ | | | |
| 米格列醇片 | √ | | 25~300mg | 300mg |
| 米格列醇口崩片 | √ | | | |

注：“√”表示有上市制剂

## （六）DPP-4i

1. 获批适应证：2 型糖尿病。

2. 在国内已上市的 DPP-4i 类口服降糖药物的临床应用信息见表 1-10。

表 1-10　DPP-4i 国内已上市药品的临床应用信息

| 上市药品 | 国产 | 进口 | 常规日剂量 | 最高日剂量 |
|---|---|---|---|---|
| 磷酸西格列汀片 | √ | √ | 100mg | 100mg |
| 沙格列汀片 | √ | √ | 5mg | 5mg |
| 维格列汀片 | √ | √ | 50~100mg | 100mg |
| 利格列汀片 | √ | √ | 5mg | 5mg |
| 苯甲酸阿格列汀片 | √ | √ | 25mg | 25mg |

注：“√”表示有上市制剂

## （七）SGLT2i

1. 获批适应证：2 型糖尿病。达格列净可用于心力衰竭。

2. 在国内已上市的 SGLT2i 类口服降糖药物的临床应用信息见表 1-11。

表 1-11　SGLT2i 国内已上市药品的临床应用信息

| 上市药品 | 国产 | 进口 | 常规日剂量 | 最高日剂量 |
|---|---|---|---|---|
| 达格列净片 | √ | √ | 5~10mg | 10mg |
| 恩格列净片 | √ | √ | 10~25mg | 25mg |
| 卡格列净片 | √ | √ | 0.1~0.3g | 0.3g |
| 艾托格列净片 | | √ | 5mg | 5mg |
| 脯氨酸恒格列净片 | √ | | 5~10mg | 10mg |

注："√"表示有上市制剂

## （八）复合制剂

在国内已上市药品的复合制剂类的口服降糖药物总共分为 5 种，分别是：磺脲类、格列奈类、TZD、DPP-4i、SGLT2i 与二甲双胍的复合制剂，其获批适应证均为 T2DM，临床研究信息见表 1-12。常规日剂量、最高日剂量与肝肾功能不全患者的剂量调整可参照单方制剂。

表 1-12　国内已上市药品的临床研究信息（复合制剂）

| 上市药品 | | 国产 | 进口 |
|---|---|:---:|:---:|
| 磺脲类 + 二甲双胍 | 二甲双胍格列本脲片 | √ | |
| | 二甲双胍格列本脲片（Ⅰ） | √ | |
| | 二甲双胍格列本脲片（Ⅱ） | √ | |
| | 二甲双胍格列本脲胶囊（Ⅰ） | √ | |
| | 二甲双胍格列本脲胶囊（Ⅱ） | √ | |
| | 二甲双胍格列吡嗪片 | √ | |
| | 二甲双胍格列吡嗪片（Ⅱ） | √ | |
| | 二甲双胍格列吡嗪胶囊 | √ | |
| | 复方二甲双胍格列吡嗪胶囊 | √ | |
| | 二甲双胍格列齐特片 | √ | |
| 格列奈类 + 二甲双胍 | 瑞格列奈二甲双胍片（Ⅰ） | √ | |
| | 瑞格列奈二甲双胍片（Ⅱ） | √ | |
| | 吡格列酮二甲双胍片 | √ | |
| DPP-4i+ 二甲双胍 | 西格列汀二甲双胍片（Ⅰ） | √ | √ |
| | 西格列汀二甲双胍片（Ⅱ） | √ | √ |
| | 西格列汀二甲双胍片（Ⅲ） | √ | |
| | 西格列汀二甲双胍缓释片 | √ | |
| | 沙格列汀二甲双胍缓释片（Ⅰ） | | √ |
| | 沙格列汀二甲双胍缓释片（Ⅱ） | | √ |
| | 沙格列汀二甲双胍缓释片（Ⅲ） | | √ |
| | 二甲双胍维格列汀片（Ⅲ） | | √ |
| | 二甲双胍维格列汀片（Ⅱ） | √ | √ |
| | 利格列汀二甲双胍片（Ⅰ） | √ | |
| | 利格列汀二甲双胍片（Ⅱ） | √ | |
| | 利格列汀二甲双胍片（Ⅲ） | √ | |
| SGLT2i+ 二甲双胍 | 二甲双胍恩格列净片（Ⅰ） | √ | |
| | 二甲双胍恩格列净片（Ⅲ） | | √ |

| 上市药品 | | 国产 | 进口 |
|---|---|---|---|
| SGLT2i+ 二甲双胍 | 二甲双胍恩格列净片（Ⅳ） | | √ |
| | 二甲双胍恩格列净片（Ⅴ） | | √ |
| | 二甲双胍恩格列净片（Ⅵ） | | √ |

注："√"表示有上市制剂

## （九）其他制剂

在国内已上市药品的其他制剂类口服降糖药物的临床研究信息及获批适应证见表 1-13。

表 1-13 国内已上市药品的临床研究信息（其他制剂）

| 上市药品 | 国产 | 进口 | 获批适应证 | 常规日剂量 | 最高日剂量 |
|---|---|---|---|---|---|
| 桑枝总生物碱片 | √ | | T2DM | 50~300mg | 300mg |
| 西格列他钠片 | √ | | T2DM | 32~48mg | 48mg |

注："√"表示有上市制剂

## 三、常见临床用药风险点管理

口服降糖药物的种类繁多，常见的风险点管理主要包括药品遴选、采购与储存环节风险管理，临床使用管理，特殊患者用药管理以及药品不良反应管理等多个方面。

## （一）药品遴选、采购与储存环节风险管理

医疗机构应建立科学的药品评价与遴选制度，以确保药品品种结构合理，保障患者接受安全、有效、经济、适宜的药物治疗。目前上市的口服类降糖药虽然在储存与运输方面无需冷链管理，但医疗机构应建立从药品入库到患者用药的全流程管理，确保患者用药安全。

## （二）临床使用管理

### 1. 适应证

参照各药品的国内批准说明书，即国家药品监督管理局（National Medical Products Administration, NMPA）版本；以及参照《中国 2 型糖尿病防治指南（2020 年版）》《ADA 糖尿病管理指南》《ESC/EASD 糖尿病、糖尿病前期和心血管疾病指南》《AACE 糖尿病综合管理步骤》等糖尿病相关指南和共识中特殊情况下药物合理使用的规定使用，为满足对超说明书临床使用管理的需求，同时列出 FDA 批准的适应证。目前仅有二甲双胍批准与胰岛素合用时可用于T1DM，其他口服类降糖药物的适应证均为 T2DM。

### 2. 禁忌证

如表 1–14 所示。

### 3. 用法用量

参照各药国内批准的说明书，同时列出美国 FDA 批准的剂量，以满足临床对超说明书使用的需求。

表 1-14  口服类降糖药的禁忌证

| 药品分类 | 禁忌证 |
| --- | --- |
| 双胍类 | （1）中度（3b 级）和严重肾衰竭或肾功能不全 [CrCl < 45ml/min 或 eGFR < 45ml/(min·1.73m$^2$)]；（2）可造成组织缺氧的疾病（尤其是急性或慢性疾病的恶化），如失代偿性心力衰竭、呼吸衰竭、近期发作的心肌梗死、休克；（3）严重感染和外伤、外科大手术、低血压等；（4）已知对盐酸二甲双胍过敏者；（5）急性或慢性代谢性酸中毒，包括有或无昏迷的 DKA（DKA 需用胰岛素治疗）；（6）酗酒者；（7）接受血管内注射碘化造影剂者，可暂时停用本品；（8）维生素 B$_{12}$、叶酸缺乏未纠正者；（9）对该类产品及其辅料过敏者禁用 |
| 磺脲类 | （1）T1DM 等胰岛素依赖型糖尿病；（2）糖尿病昏迷及昏迷前期；（3）糖尿病酮症酸中毒；（4）严重肝肾功能不全；（5）对该类产品及其辅料过敏者禁用 |
| 格列奈类 | （1）T1DM，C- 肽阴性糖尿病患者；（2）糖尿病酮症酸中毒；（3）对该类产品及其辅料过敏者禁用 |
| TZD | （1）心力衰竭 [纽约心脏学会（NYHA）心功能分级 Ⅱ 级以上]；（2）活动性肝病或氨基转移酶升高超过正常上限 2.5 倍；（3）严重骨质疏松；（4）有骨折病史；（5）对该类产品及其辅料过敏者禁用 |
| α- 糖苷酶抑制剂 | （1）有明显消化和吸收障碍的慢性胃肠功能紊乱患者禁用，尤其是炎症性肠病；（2）由于肠胀气而可能恶化的疾病（如 Roemheld 综合征、严重的疝、肠梗阻和肠溃疡）禁用；（3）严重肾功能损害（CrCl 25ml/min）的患者禁用；（4）严重肝病（严重肝功能不全）和肝硬化；（5）糖尿病酮症酸中毒；（6）对该类产品及其辅料过敏者禁用 |

| 药品分类 | 禁忌证 |
|---|---|
| DPP-4i | （1）有严重超敏反应史（速发过敏反应、血管性水肿、剥脱性皮肤损害、荨麻疹或支气管高敏反应等）的患者；（2）对该类产品及其辅料过敏者禁用 |
| SGLT2i | （1）有严重超敏反应史，如过敏反应或血管性水肿的患者；（2）T1DM；（3）糖尿病酮症酸中毒；（4）重度肾功能不全、终末期肾病（ESRD）或透析患者；（5）对该类产品及其辅料过敏者禁用 |
| 桑枝总生物碱片 | （1）对本品及本品所含成分过敏者、既往接受过 α-糖苷酶抑制剂治疗过敏者禁用；（2）有明显消化和吸收障碍的慢性胃肠功能紊乱患者禁用；（3）由于肠胀气而可能恶化的疾病（如 Roemheld 综合征、严重的疝气、肠梗阻、肠道术后和肠溃疡）禁用；（4）妊娠期妇女禁用；（5）严重肝脏、肾脏功能损害的患者禁用 |
| 西格列他钠片 | （1）对西格列他钠中任何成分过敏者禁用；（2）T1DM、糖尿病酮症酸中毒患者禁用 |

### 4. 特殊剂型

部分口服降糖药物为改善其胃肠道不适或给药频次等问题制作成缓释或控释剂型，需告知患者应整片吞服，不可咀嚼或碾碎服用。不同剂型的同一药物在更替使用时，需要密切监测血糖变化。

### 5. 给药时机

降糖药物对给药时机的要求较其他药物更加严格，尤其是主要药理作用为降低餐后血糖的药物。选择不同的给药时机，如空腹、餐前、餐中或餐后，对血糖的控制以及低血糖的发生也会有不同的影响。例

如，α- 糖苷酶抑制剂要求餐前即刻吞服或与第一口
食物一起嚼服。

### 6. 药物相互作用

多种降糖药物联用，尤其是与胰岛素促泌剂、
短效胰岛素制剂等联用时，低血糖的风险可能会增
加。其他可能导致低血糖的非降糖药物包括：抗感染
药物，心脑血管药物，解热镇痛抗炎药，精神、神经
系统药物，消化系统药物，利尿药等。

### 7. 患者用药教育

糖尿病患者的用药教育一般包括药物、饮食和
运动三个方面。应告知患者严格遵医嘱服药，不可自
行增减药物或停药；规律监测血糖，定期复查肝肾功
能；合理饮食，注重营养均衡；适量运动，保持身心
舒畅。另外，需告知患者如何识别及处理低血糖，如
何应对药物漏服现象。

## （三）特殊患者用药管理

特殊患者用药管理，主要是指未成年、老年、
妊娠与哺乳期妇女、肝肾功能不全、围手术期等人
群。具体见第四章第一节。

## （四）药品不良反应管理

口服类降糖药物作用机制不同，不良反应的表

现类型也有所区别，具体表现如表 1-15 所示。

表 1-15　口服类降糖药物的常见不良反应

| 药品分类 | 常见不良反应 |
| --- | --- |
| 双胍类 | 胃肠道反应 |
| 磺脲类 | 低血糖、体重增加 |
| 格列奈类 | 低血糖、体重增加 |
| TZD | 体重增加、水肿 |
| α- 糖苷酶抑制剂 | 胃肠道反应 |
| DPP-4i | / |
| SGLT2i | 生殖泌尿道感染 |
| 桑枝总生物碱片 | 胃肠道反应 |
| 西格列他钠片 | 体重增加、水肿 |

# 2

## 第二章
## 药品遴选、采购与储存环节风险管理

医院基本用药供应目录是保障医疗机构合理用药的基础，应依据药品的药学特性、有效性、安全性、经济性、可及性及其他属性等遴选药品，动态调整药品目录。《药品管理法》对医疗机构的药品管理有明确规定，医疗机构购进药品，应当建立并执行进货检查验收制度，验明药品合格证明和其他标识。同时要求医疗机构应当有与所使用药品相适应的场所、设备、仓储设施和卫生环境，制定和执行药品保管制度，采取必要的冷藏、防冻、防潮、防虫、防鼠等措施，保证药品质量。因此，必须加强药品在遴选、采购、验收与储存环节风险管理，保证药品质量，保障患者用药安全。

# 第一节　药品遴选环节风险管理

近年来，随着医药卫生事业的持续发展，大量药品迭代上市，既为临床诊疗工作提供了更多选择，也对医疗机构药事管理工作提出了更高的要求。2007年5月1日，《处方管理办法》开始实施，其中第十五条规定医疗机构应当根据本机构性质、功能及任务，制定药品处方集。《医疗机构药事管理规定》明确要求二级及以上医院需成立药事管理与药物治疗学委员会，负责建立药品遴选制度，制订本机构《处方集》和《基本用药供应目录》。药品遴选是医疗机构制定药品处方集、保障临床诊疗用药需求的基础，更是药事管理工作的重点。药品遴选是一个复杂的决策过程，受到许多主观因素的影响，医疗机构在优化院内药品结构、合理调整药品目录的工作过程中，应建立客观标准的药品遴选指标体系及以循证医学依据为基础的评价标准。对遴选药品进行多维度综合评价，构建客观、科学、标准的药品遴选方法和指标体系更是医疗机构药品目录遴选过程标准化、透明化、规范化的重要步骤和保障。

## 一、建立健全的药品遴选组织架构及工作组

根据《医疗机构药事管理规定》，二级及以上医院应当设立药事管理与药物治疗学委员会；其他医疗机构应当成立药事管理与药物治疗学组，药事管理与药物治疗学委员会（组）应该包括药学、医务、护理、医院感染管理、信息等多部门。药事管理与药物治疗学委员会（组）应建立药品遴选制度及临时用药申购审批制度，审核医院临床科室申请的新购入药品，调整、优化医院药品品种结构并提出淘汰药品意见。因此降糖药物目录遴选的相关工作应由药事管理与药物治疗学委员会审批。

## 二、建立健全的药品遴选制度及标准

根据《医疗机构药事管理规定》，药事管理与药物治疗学委员会（组）应当建立健全相应工作制度，并由药学部门负责日常工作。因此，应健全药品目录的遴选制度，包括新药引进、品种增补、替换及药品淘汰等的原则、范围、方法和程序，并形成制度规范，且相关规章制度由药事管理与药物治疗学委员会（组）监督实施。药品目录实行动态管理，定期调整。健全药品临时采购制度，基本用药供应目录外的药品应按临时采购药品规范采购。

国家卫生健康委员会发布的《关于进一步做好国家组织药品集中采购中遴选药品配备使用工作的通知》明确要求医疗机构药品采购需要考虑药品的临床疗效，并对其进行评价，医疗机构药品遴选均应以药品疗效为基础。因此，在降糖药物的遴选过程中，药品疗效证据是最为重要的指标。医疗机构亦应当建立客观标准的、以循证医学依据为基础的药品遴选标准，从药学特性、有效性、安全性、经济性等方面对药品进行综合评价。可参考表2-1《降糖药物引进申请初步评价表》，制作适合于本医院的药品遴选评价表。

糖尿病治疗用药风险管理手册

## 表 2-1 降糖药物引进申请初步评价表

日期： 年 月 日

编号：

| 概况 | 药品名称 | | 规格 | | |
| --- | --- | --- | --- | --- | --- |
| | 适应证 | | | | |
| | 申请理由 | | | | |
| | 院内同类药品配备情况 | | | | |
| | 建议淘汰品种 | | | | |
| | 挂网情况 | □挂网 □不挂网 | 供货稳定性 | □稳定 □短缺或涨价 | 评价得分 |
| 评价标准 | | | | | |
| 一、药学特性（20分） | 适应证（3） | □3分：临床必需，首选 | □2分：临床需要，次选 | □1分：可选药品较多 | |

续表

| 一、药学特性(20分) | 药理作用(3) | □3分:临床疗效确切,作用机制明确 | | □2分:临床疗效确切,作用机制尚不十分明确 | | □1分:临床疗效一般,作用机制不明确 |
|---|---|---|---|---|---|---|
| | 体内过程(3) | □3分:体内过程明确,药代动学参数完整 | | □2分:体内过程基本明确,药动学参数不完整 | | □1分:体内过程尚不明确,无药动学相关研究 |
| | 药剂学和使用方法(6)(可多选) | □1分:主要成分及辅料明确<br>□1分:给药频次适宜 | | □2分:剂型适宜<br>□1分:使用方便 | | □1分:给药剂量便于掌握 |
| | 一致性评价(5) | □5分:原研药品/参比药品 | | □3分:通过一致性评价的仿制药品 | | □1分:非原研或未通过一致性评价药品 |
| 二、有效性(20) | 有效性(20) | □20分:诊疗规范推荐(国家卫生行政部门) | □18分:指南Ⅰ级推荐(A级证据18,B级证据17,C级证据16,其他15) | □14分:指南Ⅱ级及以下推荐(A级证据14,B级证据13,C级证据12,其他11) | □10分:专家共识推荐 | □6分:以上均无推荐 |
| 三、安全性(20) | 不良反应分级或CTCAE分级(7) | □7分:症状轻微,无需治疗或CTC1级 | □6分:症状较轻,需要干预或CTC2级 | □5分:症状明显,需要干预或CTC3级 | | □4分:症状严重,危及生命或CTC4-5级,发生率<0.1% |

续表

| | | |
|---|---|---|
| **三、安全性(20)** | 不良反应分级或CTCAE分级(7) | □3分：症状严重、危及生命或CTC 4~5级（0.1%~1%）　□2分：症状严重，危及生命或CTC 4~5级，发生率（1%~10%）　□1分：症状严重，危及生命或CTC 4~5级，发生率＞10% |
| | 特殊人群（可多选）(7) | □1分：肝功能异常可用　□1分：乳期妇女可用/哺乳期妇女可用　□1分：孕妇可用　□1分：老人可用　□1分：儿童可用　□1分：肾功能异常无限制　□0.5分：肾功能异常有限制 |
| | 药物相互作用所致不良反应(3) | □3分：轻中度：一般无需调整用药剂量　□2分：重度：需要调整剂量　□1分：禁忌：禁止在同一时段使用 |
| | 其他（可多选）(3) | □1分：不良反应均为可逆性　□1分：无致畸、致癌　□1分：无特别用药警示 |
| **四、经济性(20)** | 同通用名药品(5) | □5分：日均治疗费用最低　□4分：日均治疗费用低于中位数　□3分：日均治疗费用居中　□2分：日均治疗费用高于中位数　□1分：日均治疗费用最高 |
| | 主要适应证可替代药品(15) | □15分：日均治疗费用最低　□13分：日均治疗费用低于中位数　□11分：日均治疗费用居中　□9分：日均治疗费用高于中位数　□7分：日均治疗费用最高 |

续表

| 五、其他属性（20） | | | | |
|---|---|---|---|---|
| 基本药物（3） | ☐3分：在《国家基本药物目录》，没有△要求 | ☐2分：在《国家基本药物目录》，有△要求 | ☐1分：不在《国家基本药物目录》 | |
| 集采药物（2） | ☐2分：国家集采药物 | ☐1分：省级采集药物 | ☐0分：非采集药物 | |
| 国家医保（3） | ☐3分：国家医保甲类 | ☐2分：国家医保乙类 | ☐1分：不在国家医保目录 | |
| 贮藏条件（3） | ☐3分：常温贮藏 ☐2.5分：常温贮藏，避光或遮光 | ☐2分：阴凉贮藏 | ☐1.5分：阴凉贮藏，避光或遮光 | ☐1分：冷藏/冷冻贮藏 |
| 药品有效期（3） | ☐3分：＞36个月 | ☐2分：24-36个月 | ☐1分：＜24个月 | |
| 全球使用情况（3） | ☐3分：美国、欧洲、日本均已上市 | ☐2分：美国、欧洲或日本上市 | ☐1分：美国、欧洲、日本均未上市 | |
| 生产企业状况（3） | ☐3分：生产企业为世界销量前50制药企业（美国制药经理人） | ☐2分：生产企业在全国工业和信息化部医药工业百强榜 | ☐1分：其他企业 | |

注："△"号表示药品应在具备相应处方资质的医师或在专科医师指导下使用，并加强使用监测和评价。

## 三、药品遴选的监督管理

医疗机构应当制订优先选用基本药物、集采药物等的相关规定。《国务院办公厅关于进一步做好短缺药品保供稳价工作的意见》指出："通过加强用药监管和考核、指导督促医疗机构优化用药目录和药品处方集等措施，促进基本药物优先配备使用，提升基本药物使用占比，并及时调整国家基本药物目录，逐步实现政府办基层医疗卫生机构、二级公立医院、三级公立医院基本药物配备品种数占比原则上分别不低于90%、80%、60%"。医疗机构基本药物覆盖国家目录的比例需达到相关要求或逐年增加。

医疗机构应健全药品目录遴选、采购及使用全过程的评价与反馈制度，降糖药物在遴选时优先选用基本药物，对于新引进降糖药物，应加强对其安全性、有效性和经济性等方面的综合评价。科学合理的降糖药物目录是保障糖尿病患者合理用药的基础。药师依据药品遴选原则及医疗机构处方评价等信息，及时发现药品目录中存在的问题，并推动目录及时调整和更新，有助于确保医疗机构药品目录质量的持续提升。

## 四、供应商、配送公司的遴选

药学部采购药品以药事管理与药物治疗学委员会审核批准的医院《基本用药供应目录》为依据，遴选网络体系全、质量信誉好、服务态度优、具有现代物流能力的大型药品流通企业购入药品。如果供应商、配送公司选择不当，可能出现频繁断货、药品配送不及时，发票开具出错率高，产品质量差等风险，影响患者的治疗、医院管理效率的提高和正常业务的运行。医疗机构应根据医院《供应商备案管理办法（试行）》要求，做好药品供应商、配送企业的备案管理工作。

## 第二节　药品采购、入库环节风险管理

药品入库验收是杜绝假、劣药流入医院、保证患者用药安全的重要环节。加强药品采购、入库验收环节的风险管理是保证药品质量、减少差错、保证患者用药安全的重要措施。医疗机构应依据《中华人民共和国药品管理法》《医疗机构药事管理规定》等相关法律法规和各省、市、自治区药品集中采购文件要

求，规范药品采购验收工作，保障患者用药安全、有效、经济、及时。

《药品管理法》第 70 条规定："医疗机构购进药品，应当建立并执行进货检查验收制度，验明药品合格证明和其他标识；不符合规定要求的，不得购进和使用。"《药品管理法实施条例》第 26 条对该条款进行了细化："医疗机构购进药品，必须有真实、完整的药品购进记录。药品购进记录必须注明药品的通用名称、剂型、规格、批号、有效期、生产厂商、供货单位、购货数量、购进价格、购货日期以及国务院药品监督管理部门规定的其他内容。"

# 一、药品的采购和入库

## （一）重视采购人员、入库验收人员素质能力的培养

药品的采购、入库及验收是药品质量监控的关键环节。药品采购人员、入库验收人员的素质能力与职业道德是影响药品采购的风险因素之一，药品采购人员必须具备较强的质量安全意识，并具备判断药品质量的专业技能，在药品采购过程中，还需加强药品合法性的审查。药品验收也是药品质量安全的重要保障，严格按照要求规范进行药品验收，验收药品的人员必须具备

较高的专业素质与能力，以免影响验收结果的准确性与可靠性。药品采购人员、药品入库验收人员等药品管理人员应遵纪守法，廉洁自律，认真遵守《关于印发医疗机构工作人员廉洁从业九项准则的通知》。

## （二）严格落实两票制，确保票、货、账相符

"两票制"模式严格规定了从生产企业到流通企业再到医院的药品和发票流向，以及从医院到流通企业再到生产企业的回款现金流，实现了发票流、物流和现金流的一致。应严格落实"两票制"，把好药品质量关，严禁假、劣药品进入医院，确保所购药品符合"两票制"要求，做到票、货、账相符。"两票制"使药品供应多元化、多层级现象消失，但药品配送企业之间调拨的次数受限，间接给医院带来了药品供应短缺风险的增大。因此，医院一方面要严格执行"两票制"的规定，加强票据相关审核工作，一方面也要应对药品短缺等问题带来的影响。

## （三）加强对冷藏药品的管理

胰岛素类和 GLP-1RAs 类药品需要冷藏。冷藏药品由于其化学结构或剂型的特殊性，药品质量受温度波动变化影响较大，需在规定温度条件下储藏、流

通，冷链药品对于储运条件的要求十分严格，一旦储运的温度不符合规定，就会造成严重的后果。冷链管理可能存在诸多断链风险。在冷链药品验收过程中，对运输过程中的储藏温度需重点关注，必须严格保证其处在要求的温度之内。流通过程中质量管理的不完善是影响药品质量的主要原因。

## （四）临时用药申请的管理

为保证患者临床治疗需要，在《基本用药供应目录》内没有可以替代的药品的情况下，临床医师可以申请采购临时用药。临时用药采购应符合省药品集中采购文件要求，并在指定的药品集中采购平台进行采购。临时用药采购每次仅限单人单疗程，需要多疗程使用的每疗程都应填写《临时用药采购申请表》。医师填写《临时用药采购申请表》时需附带病情摘要、需要该药的依据及医院现有药品无法替代的证明。临时用药申请应遵守卫生行风建设"九不准"要求，严禁有商业目的的临时用药申请，药学部对申请表应进行严格审核，可借助快速卫生技术评估来协助决策，确保临时用药申请符合患者治疗的需要。

## （五）药品库存管理

临床使用的药品由医疗机构的药学部（或药剂

科）统一采购供应，药学部根据医院《基本用药供应目录》和上一年度药品销售情况制定本年度药品采购计划，根据每月药品销售情况分批采购。根据本年度药品采购计划和药品流通企业签订《药品购销合同》和《医疗卫生机构医药产品廉洁购销合同》。医院药品采购应严格按照省药品集中招标采购要求，全部在指定的药品集中采购平台上进行网上采购。

如果采购方案有失科学或医院药品采购方案不完整，可能会导致出现药品库存过大或库存不足的现象。药品库存过大药品库费用会占用医院大量资金，增加医院的运营成本。库存量不足，可能影响患者的治疗需求，尤其是在胰岛素制剂等药物集中带量采购后，更应该制定科学的采购计划，保证满足患者的治疗需求。

## 二、药品生产企业调整时的风险点管理

《基本用药供应目录》中的药品因市场调节、集中招标信息变更等原因，药品信息（企业、规格、剂型、产地、价格等）发生变化的，药品采购人员和药品价格管理人员应根据药品供应公司提供的资料（变更申请、从生产企业购进的票据复印件等），经充分论证后给予变更。更换生产企业时，采购人员在进行采购前必须严格对生产企业的资质进行审核，审核更

换的生产企业是否拥有齐全的证件与国家要求的相关资质，同时还需要严格按照国家相关法律法规的规定对药品进行验收，并且需要对采购的所有药品均进行严格的记录，确保药品采购档案完整。

严格按照药品集中招标采购文件要求，从合法渠道购进合格药品，确保药品入库验收环节万无一失，是医院安全用药的前提，也是医院降低药品风险最先决的条件。做好药品采购和入库验收工作，是确保医院所购进药品质量的重要环节，也是防止假、劣药品流入医院的一大关口。对此首先要建立、建全以全程化药品质量管理为中心的各项核心制度；其次是做好核心制度的落实工作，强化责任到人。

# 第三节　贮存环节风险管理

贮存和养护是药品质量管理的重要一环，也是重要的风险点管理环节。药物在贮存的过程中，其稳定性易受环境的影响，包括空气、光线、温度、湿度等。贮存不当会使其效价降低，影响药物的有效性和安全性，危及患者的健康乃至生命。

根据《中华人民共和国药品管理法》要求，医疗机构应当有与所使用药品相适应的场所、设备、仓储设施和卫生环境，制定和执行药品保管制度，采取必要的冷藏、防冻、防潮、防虫、防鼠等措施，保证药品质量。《医疗机构药品监督管理办法（试行）》：医疗机构应当制定和执行药品保管、养护管理制度，并采取必要的控温、防潮、避光、通风、防火、防虫、防鼠、防污染等措施，保证药品质量。医疗机构应当配备药品养护人员，定期对贮存药品进行检查和养护，监测和记录贮存区域的温湿度，维护贮存设施设备，并建立相应的养护档案。

对于糖尿病治疗药物，尤其是需要冷藏的胰岛素类与 GLP-1 受体激动剂注射制剂，药品贮存条件是需要重点关注的方面。

药品在架管理是药品贮存的重要组成部分。糖尿病治疗药品多属于外观或名称易混淆的高警示药品，一旦发生用药错误可能引起严重后果，需要医疗机构制定专门的管理措施，保障药品安全应用。做好药品在架管理工作，可最大限度地避免发药错误，从而减少用药错误所致的不良后果发生。

此外，药品效期管理也是药品贮存的重要方面。药品在有效期内使用才能保证安全、有效、质量可控。做好效期管理，才能保证患者用药安全。

# 一、药品贮存

## （一）贮存条件

《医疗机构药品监督管理办法（试行）》规定：医疗机构应当有专用的场所和设施、设备贮存药品。药品的存放应当符合药品说明书标明的条件。

医疗机构需要在急诊室、病区护士站等场所临时存放药品的，应当配备符合药品存放条件的专柜。有特殊存放要求的，应当配备相应设备。糖尿病治疗药物口服制剂，一般要求密闭、防潮及室温保存。集中摆药的口服制剂拆除了原包装，尤其应注意密闭、防潮保存。

胰岛素及GLP-1RAs的稳定性易受各种因素，如温度、光照情况和振动等的影响。胰岛素制剂及GLP-1RAs注射剂使用前应于2~8℃冷藏，不可冷冻，开始使用后常温保存4~8周。使用中的注射装置不必保存在冰箱里，每次注射完成要将针头取下，笔帽重新盖回注射装置以避光。建议在注射装置上贴标签并注明首次使用的日期。

药品贮存条件风险点见表2-2。

表 2-2　药品贮存条件风险点

| 风险点 | 风险点描述 | 风险管控措施 | 信息来源 |
|---|---|---|---|
| 贮存 | 贮存环境不当 | 1.药品的存放应当符合药品说明书标明的条件<br>2.制定特殊贮存要求的药品目录（避光、冷藏等） | 《医疗机构药品质量监督管理办法（试行）》 |
| | 相关设备设施不完备 | 1.仓库应有相应条件与设备、设施<br>2.专人负责贮存、运输设施设备的定期检查、清洁和维护，有紧急情况处理预案，并建立记录和档案<br>3.对计量器具、温湿度监测设备等定期进行校准或者检定 | 《药品经营质量管理规范》 |
| | 药品拆除原最小包装 | 1.需要对原最小包装的药品拆零调配的，应当做好拆零记录<br>2.拆零药品的包装袋上必须注明"请在医嘱使用期限内服用"字样，并标明药品通用名称、规格用法、用量、批号、医疗机构名称等内容 | 《医疗机构药品质量监督管理办法（试行）》 |

糖尿病治疗药物说明书中标明的贮存条件见表 2-3。

表 2-3　糖尿病治疗药物贮存条件

| 分类 | 药品名称 | 贮存条件 |
|---|---|---|
| 磺脲类 | 格列本脲 | 密闭保存 |
| | 格列美脲 | 密闭，25℃以下保存（亚莫利、佳和洛）。 |
| | | 密闭，在干燥处保存（万苏平、安多美、新华、悦康） |
| | | 密封，在阴凉干燥处保存（伊瑞、迪北、佑苏） |

| 分类 | 药品名称 | 贮存条件 |
|------|---------|---------|
| 磺脲类 | 格列吡嗪 | 遮光、密闭,在干燥处保存 |
| | 格列齐特 | 遮光、密闭保存 |
| | 格列喹酮 | 遮光、密封保存 |
| 格列奈类 | 瑞格列奈 | 15~25℃干燥处保存。贮存在原密封包装中,避免儿童触及 |
| | 那格列奈 | 遮光、密闭,在干燥处保存 |
| | 米格列奈 | 密闭,在凉暗处保存 |
| SGLT2i | 达格列净 | 密闭,不超过30℃保存 |
| | 恩格列净 | 密闭,不超过25℃保存 |
| | 卡格列净 | 避光、密封保存 |
| | 艾托格列净 | 密封,不超过30℃保存 |
| 双胍类 | 二甲双胍 | 30℃以下密封保存(格华止、卜可、吉林鹿王、山德士、亿恒) |
| | | 遮光,阴凉干燥处(不超过20℃)保存(泰白、悦达宁) |
| α-糖苷酶抑制剂 | 阿卡波糖 | 遮光、密封、在25℃以下保存。相对湿度不高于60%(拜唐苹、北京福元、石药欧意、浙江海正) |
| | | 密封,凉暗处(避光,不超过20℃)保存(卡博平、贝西) |
| | 伏格列波糖 | 密封,常温(10~30℃)干燥处保存(倍欣、中美华东、中孚、辰欣) |
| | | 密封,25℃以下干燥处保存(海正辉瑞、美瑞松) |
| | 米格列醇 | 遮光、密闭,在凉暗处保存 |
| DPP-4i | 维格列汀 | 密封,常温(10~30℃)贮存 |
| | 沙格列汀 | 30℃以下保存 |
| | 阿格列汀 | 密封,不超过25℃保存 |
| | 利格列汀 | 密闭,不超过25℃保存。请置于儿童不可触及处 |
| | 西格列汀 | 30℃以下保存 |

| 分类 | 药品名称 | 贮存条件 |
|------|----------|----------|
| TZD 类 | 罗格列酮 | 密封，30℃以下干燥处保存 |
| | 吡格列酮 | 常温（10~30℃）保存 |
| 复合制剂 | 利格列汀/二甲双胍 | 密闭，不超过25℃保存，请置于儿童不可触及处 |
| | 二甲双胍罗格列酮 | 30℃以下密闭保存 |
| | 西格列汀二甲双胍 | 30℃以下密封保存 |
| | 瑞格列奈二甲双胍 | 遮光、密闭，不超过25℃保存 |
| | 二甲双胍格列本脲 | 遮光、密封保存 |
| | 沙格列汀二甲双胍 | 密封，30℃以下保存 |
| | 二甲双胍维格列汀 | 密封，常温（30℃以下）干燥处保存 |
| | 二甲双胍吡格列酮 | 密封，25℃以下保存 |
| | 二甲双胍格列吡嗪 | 密闭，25℃以下干燥处保存（四环科宝、湖南华纳大、合肥立方、海南欣安、西安利君、山东云门、迪沙药业） |
| | | 密闭，阴凉处存放（不超过20℃）（永信） |
| | 二甲双胍格列齐特 | 密闭，避光，25℃以下保存（度和） |
| | | 遮光，密闭保存（齐致平） |
| GLP-1受体激动剂 | 艾塞那肽注射液 | 使用前，本品于原包装盒中置于2~8℃冷藏保存。不得冷冻，有效期36个月。开始使用后，本品在不高于25℃的室温条件下可保存30天 |
| | 洛塞那肽注射液 | 遮光、密闭，冷藏2~8℃保存。有效期18个月 |

| 分类 | 药品名称 | 贮存条件 |
|---|---|---|
| GLP-1 受体激动剂 | 利拉鲁肽注射液 | 2~8℃冷藏，不可冷冻。有效期30个月。首次使用后，应盖上笔帽避光保存，在30℃以下或2~8℃冰箱中冷藏。首次使用后有效期为1个月 |
| | 利司那肽注射液 | 2~8℃保存，不得冷冻。有效期24个月。第一次使用后应在不超过30℃保存，开始使用后的有效期14天 |
| | 司美格鲁肽注射液 | 贮存于2~8℃，不得冷冻。有效期36个月。首次使用后，最多可保存6周 |
| | 度拉糖肽注射液 | 2~8℃冷藏，不可冷冻。避光保存。有效期24个月。使用时，在不超过30℃的温度下贮存14天 |
| | 贝那鲁肽注射液 | 2~8℃避光密闭贮存和运输，有效期24个月。药品第一次使用后，可在不高于25℃的室温条件下保存7天 |
| 胰岛素类似物 | 门冬胰岛素注射液 | 使用前2~8℃避光冷藏，不可冷冻。有效期30个月。正在使用的药品可在室温下存放4周 |
| | 门冬胰岛素30注射液 | 使用前2~8℃避光冷藏，不可冷冻。有效期24个月。正在使用的药品可在室温下存放4周 |
| | 门冬胰岛素50注射液 | 使用前2~8℃避光冷藏，不可冷冻。有效期24个月。正在使用的药品可在室温下存放4周 |
| | 赖脯胰岛素注射液 | 使用前2~8℃避光冷藏，不可冷冻。有效期24个月。正在使用的药品可在室温下存放4周（优泌乐），30天（速秀霖） |
| | 谷赖胰岛素注射液 | 使用前2~8℃避光冷藏，不可冷冻。有效期24个月。正在使用的药品可在不超过25℃条件下存放4周 |

| 分类 | 药品名称 | 贮存条件 |
|------|---------|---------|
| 胰岛素类似物 | 精蛋白锌重组赖脯胰岛素混合注射液（25R） | 使用前2~8℃避光冷藏，不可冷冻。有效期36个月。正在使用的药品可在室温下存放4周 |
| | 精蛋白锌重组赖脯胰岛素混合注射液（50R） | 使用前2~8℃避光冷藏，不可冷冻。有效期36个月。正在使用的药品可在室温下存放4周 |
| 动物胰岛素 | 胰岛素注射液 | 密闭，在冷处（2~10℃）保存，避免冰冻。使用过程中可在室温（最高不超过25℃）条件下最长保存四周，避免光照和受热 |
| 人胰岛素 | 人胰岛素注射液 | 2~8℃避光密闭贮存和运输，不可冷冻，有效期30个月（诺和灵R），有效期24个月（优泌林R、重和林R、甘舒霖R）。药品第一次使用后，可在不高于25℃的室温条件下保存4周 |
| | 精蛋白人胰岛素注射液 | 开封使用前应冷藏于2~8℃的冰箱中，有效期30个月（诺和灵N），有效期24个月（优泌林N、重和林N、甘舒霖N）；开始使用后，可在室温下（不超过30℃）存放6周 |
| | 精蛋白人胰岛素混合注射液 | 使用前2~8℃避光冷藏，不可冷冻。有效期36个月（优泌林70/30、甘舒霖30R），有效期30个月（诺和灵30R、诺和灵50R）。正在使用的药品可在30℃条件下存放4周（优泌林70/30、甘舒霖30R），6周（诺和灵30R、诺和灵50R） |

| 分类 | 药品名称 | 贮存条件 |
|---|---|---|
| 长效胰岛素类似物 | 甘精胰岛素注射液 | 使用前 2~8℃避光冷藏，不可冷冻。有效期 36 个月。正在使用的药品可在室温下存放 4 周。（来得时、优乐灵）；有效期 30 个月，正在使用的药品可在 25℃以下存放 30 天（长秀霖），6 周（来优时） |
| | 地特胰岛素注射液 | 使用前 2~8℃避光冷藏，不可冷冻。有效期 30 个月。正在使用的药品可在室温下存放 6 周 |
| | 德谷胰岛素注射液 | 使用前，2~8℃避光密闭保存，有效期 30 个月。首次使用后可在室温下（不超过30℃）保存 8 周 |
| 双胰岛素 | 德谷门冬双胰岛素注射液 | 2~8℃避光保存，避免冷冻。首次使用后切勿冷藏保存，可在室温下保存 4 周 |

## （二）药品在架管理

药品贮存环节应注意药品的摆放、标识管理。根据中西药类别不同，分区或分柜陈列；根据剂型不同，注射剂与口服制剂，内服药与外用药分区摆放；根据药理作用不同，分类定位存放；最大限度减少药品发放错误导致用药错误的发生。

### 1.易混淆药品管理

易混淆药品，是指药名相似、一品多规、包装相似以及其他因素可能导致混淆的药品。原则上易混淆药品应分开放置，避免并列排放。建议在全院范围内包括库房、药房、病区等所有涉药部门，对于听似、看似、多规、多剂型的易混淆药品在药品标签或存放药品的区域采取统一的标识进行提醒和警示。

### 2. 高警示药品管理

高警示药品是使用错误可能对患者造成严重伤害的药品。其贮存管理应注意以下几个方面：

①标识管理：根据高警示药品分级建立专用标识、药品标签及警示语；②储存管理：根据高警示药品分级，对于风险程度较高的药品专柜或专区存放，专人管理，制定适合的存储量；③账目管理：专人负责账目管理，严格履行清点、交接规程，保证账物相符。

## （三）批号与有效期

产品批号是用于识别某一批产品的一组数字或数字加字母，这组数字与该产品的生产日期没有直接联系，如产品批号可标示为20020215、200507AD等形式，从批号上不能确定生产日期。

生产日期是指某种药品完成所有生产工序的最后日期，如某产品生产日期是20030201，说明这批产品是2003年2月1日生产的。

药品的有效期是指药品在规定的贮存条件下

质量能够符合规定要求的期限。超过这个期限，则不能继续销售、使用，否则按劣药查处。药品有效期的计算是从生产日期开始，如某种药品生产日期是 20220212，有效期 3 年，则有效期合法标示为20250212 或 202501。

如标有"有效期至 2022 年 7 月"的药，该药可用到 2022 年 7 月 31 日；如标有"失效期：2022 年10 月"的药，则可使用到 2022 年 9 月 30 日。

药品在有效期内使用才能保证安全、有效。有效期的前提是在规定的条件下贮存。如果贮存方法发生了改变，药品的有效期就只能作为参考，一旦药品从原包装内分出则不再适合长期保存，应及时使用。糖尿病治疗药物的有效期一般为 24~36 个月，应制定科学的药品采购计划，合理分配药品，确保药品的贮存、养护质量，防止药品失效。效期管理的风险点见表 2-4。

表 2-4　效期管理的风险点

| 风险点 | 风险点描述 | 风险管控措施 | 信息来源 |
|---|---|---|---|
| 有效期 | 药品失效 | 1. 药品贮存应有近效期标识 | 《药品经营质量管理规范》 |
| | | 2. 严格遵守"先进先出，近期先出"的原则发放药品 | |
| | | 3. 定期填报近效期报表并及时处理 | |

# 二、临床科室备用药品贮存管理

为方便临床患者使用药品,临床科室常备用部分药品,与药房药品管理不同的是,这部分药品管理工作通常由护理人员来承担,临床科室备用药品贮存风险见表2-5。

护理人员应具有基本的药品管理知识,了解药品的贮存与养护,按照"近效期先出"的原则发放药品。定期对药品进行清点和检查,填报近效期药品报表,近效期药品及时联系药房处理。对于多次开启包装使用的药品,如胰岛素注射液,应在容器外部注明开启日期和时间。

为保证科室备用药品贮存得当,安全有效,应建立科室备用药品管理制度,明确药品的贮存与养护流程。药学部门应对护理人员组织药品管理相关培训,每月派专人进行病区备用药品检查,有问题及时反馈整改。

表2-5 临床科室备用药品贮存风险点

| 风险点 | 风险点描述 | 风险管控措施 |
|---|---|---|
| 贮存 | 贮存方式不当,或超出有效期 | 1.药品管理人员了解备用药品的贮存与养护知识 |
| | | 2.设置符合药品存放要求的专柜和设备 |

续表

| 风险点 | 风险点描述 | 风险管控措施 |
|---|---|---|
| 贮存 | 贮存方式不当，或超出有效期 | 3. 药品贮存应有近效期标识 |
| | | 4. 严格遵守"近效期先出"的原则发放药品 |
| | | 5. 定期填报近效期报表 |
| | | 6. 培训与检查、反馈 |

信息来源：《医疗机构药品监督管理办法（试行）》

# 三、药品物流环节管理

药品运输过程应符合说明书规定贮存条件。根据糖尿病治疗药物的贮存要求，某些药物运输过程中应特别注意避光、冷藏。药品物流环节风险见表2-6。

根据《药品经营质量管理规范》要求，运输冷藏、冷冻药品的冷藏车及车载冷藏箱、保温箱应当符合药品运输过程中对温度控制的要求。冷藏车具有自动调控温度、显示温度、存储和读取温度监测数据的功能；冷藏箱及保温箱具有外部显示和采集箱体内温度数据的功能。

根据《药品冷链物流运作规范》，冷藏车在运输途中要对温度进行实时监测，数据可导出或上传且不可更改。温度记录应随药品移交收货方。冷藏药品运输及配送时，要在规定时限内送达，运输及配送途中不可开启，确保在规定的温度范围运输及配送。

表 2-6 药品运输环节管理

| 风险点 | 风险点描述 | 风险管控措施 |
|---|---|---|
| 运输 | 冷链药品运输 | 1. 冷链药品验收应索要冷链记录并存档<br>2. 运输及配送冷链药品使用专用冷链设备在规定时限送达<br>3. 使用冷链设备前应确认运行良好<br>4. 药品到达病区尽快放到稳定的贮存区 |
| | 避光药品运输 | 运输药品应当使用封闭式货物运输工具。拆除外包装的需避光保存的口服药使用避光的容器盛放 |

信息来源：《药品经营质量管理规范》《药品冷链物流运作规范》

## （一）配送企业至药品库房

配送企业送至药品库房的药品均带有外包装，符合避光的要求。冷藏药品收货时，应索取运输交接单，做好实时温度记录，并签字确认。有多个交接环节的，每个交接环节都要有签收交接单。冷藏药品从收货转移到待验区的时间，《药品冷链物流技术与管理规范》中的规定：冷藏药品 30 分钟内，冷冻药品 15 分钟内完成冷藏药品从收货转移到待验区。验收应在阴凉或冷藏环境下进行，验收合格的药品，应迅速将其转到说明书规定的贮存环境中。

## （二）院内药品物流

院内药品物流包括从药品库房运输至各药房，从药房运输到各病区的过程。集中摆药的拆除外包装的口服药需注意密闭，需避光保存的药品使用避光的容器盛放。冷藏药品由库区转移到符合配送要求的运输设备的时间，《药品冷链物流技术与管理规范》中的规定：冷藏药品 30 分钟内，冷冻药品 15 分钟内。冷藏药品配送时，要在规定时限内送达，运输及配送途中不得开启冷藏箱。

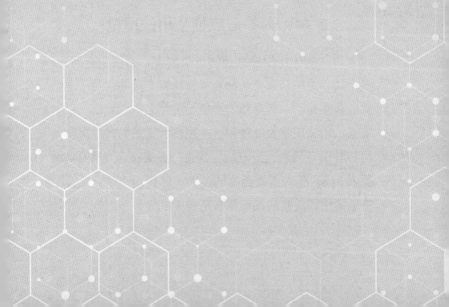

**3**

第三章

临床使用管理

# 第一节　处方/医嘱审核

　　由于治疗糖尿病的药物一般需长期甚至终生使用，降糖药物种类繁多，存在药物相互作用，药物的用药时间有具体要求，故保障降糖药物的合理应用，加强对降糖药物的作用机制、用法用量、适应证和临床使用风险点的认知，是提高糖尿病患者依从性，促进血糖达标，减少降糖药物服用不良反应的重要措施。本节内容总结了对糖尿病治疗药物的处方或医嘱的审核要点，包括适应证、用法用量、禁忌证、适用人群、药物相互作用等方面。

## 一、降糖药物适应证及用法用量

　　目前临床使用降糖药物种类繁多，为便于查阅，可将其分为胰岛素类药物及非胰岛素类药物。对于非胰岛素类药物，将药物的类别、药品名称、规格、适应证、用法用量及剂量调整、用药教育及与其他降糖药物联用等信息进行总结，并整理成表格，见表3-1至表3-8；胰岛素类药物的类别、药代动力学参数及临床常用胰岛素的使用要点见表3-9。

表 3-1 磺脲类药物临床使用要点

| 药品名称 | 规格 | 适应证 | 用法用量及剂量调整 | 用药教育 | 与其他降糖药物联用 |
|---|---|---|---|---|---|
| 格列美脲片 | 1mg 2mg | 适用于控制饮食、运动疗法及减轻体重均不能充分控制血糖的2型糖尿病 | 建议早餐前立即服用；须以足量的液体（大约1/2杯）吞服，不得咀嚼；起始剂量每日1mg；通常每日剂量为1mg至4mg；建议定期监测血糖进行剂量调整，例如每隔1~2个星期，逐步增加剂量至每日2mg、3mg、4mg、6mg | 1. 服用磺脲类药物时宜从小剂量开始，根据血糖监测结果逐渐调整用药剂量，一般每1~2周调整一次。任何一种磺脲类药物的每日用量最大不应超过其最大剂量；2. 用药后不要漏用餐，以免低血糖的发生；3. 2型糖尿病患者在发生感染、外伤、手术等应激情况及酮症酸中 | 1. 磺脲类药物可与双胍类、α葡萄糖苷酶抑制剂或胰岛素合用；2. 磺脲类药物可作为二甲双胍不耐受或存在禁忌证的患者的起始治疗或二甲双胍控制不佳时的联合用药；3. 磺脲类药物可以与多种其他降糖药物联 |
| 格列喹酮片 | 30mg | 2型糖尿病 | 1. 餐前半小时口服；2. 一般剂量为15~120mg（0.5~4片）；3. 通常日剂量为30mg以内者，早餐前一次服用，更大剂量应分3次，分别于餐前服用；4. 日最大剂量不得超过180mg | | |

糖尿病治疗用药风险管理手册

续表

| 药品名称 | 规格 | 适应证 | 用法用量及剂量调整 | 用药教育 | 与其他降糖药物联用 |
|---|---|---|---|---|---|
| 格列齐特缓释片 | 30mg<br>60mg | 用于单用饮食控制、运动治疗和减轻体重不足以控制血糖水平的成人2型糖尿病患者 | 口服，早餐时服用（建议吞服）；每日1次，剂量为30~120mg；首次建议剂量为每日30mg，血糖控制不佳，剂量可逐渐增至每日60/90/120mg，对于以上还未下降的个剂量治疗2周血糖仍无下降的患者，建议此时即可增加剂量，最大剂量不得超过120mg | 毒和高渗性糖尿病昏迷诊时，应改用胰岛素治疗；4.不适用于1型糖尿病患者；5.与抗凝药合用时，应定期做凝血检查；6.本品剂量过大、进食过少或剧烈运动时，应注意防止低血糖反应；7.应在医师指导下服用。必须定期检查患者血糖、尿糖； | 合应用，但不宜和格列奈类药物联合使用；4.不常规推荐磺脲类药物联合胰岛素治疗2合磺脲药合用型糖尿病；胰岛细胞尚有部分分泌功能的2型糖尿病患者，可考虑使用磺脲类药物联合基础胰岛素治疗，但需要特别注意低血糖，加和低血糖 |
| 格列齐特片或格列齐特片（Ⅱ） | 80mg | 用于2型糖尿病，以餐后血糖升高为主的患者，宜选择短效制剂；以空腹血糖升高为主的患者或空腹、餐后血糖均高者，宜选择中、长效制剂 | 开始用量40~80mg（即1/2~1片），一日1~2次；根据血糖水平一日80~240mg，分2~3次服用；格列齐特分为短效制剂和中、长效制剂 | | |

| 药品名称 | 规格 | 适应证 | 用法用量及剂量调整 | 用药教育 | 与其他降糖药物联用 |
|---|---|---|---|---|---|
| 格列本脲片 | 2.5mg | 适用于单用饮食控制疗效不满意的轻、中度2型糖尿病，患者胰岛B细胞有一定的分泌胰岛素功能，并且无严重的并发症 | 餐前口服；开始2.5mg，一般用量为5~10mg；最大用量每日不超过15mg | 8. 磺脲类药物如果使用不当可导致低血糖，特别是在老年患者和肝、肾功能不全者；<br>9. 长期使用磺脲类药物治疗的患者，应严密监测有无低血糖和体重增加，但超重或肥胖并不是其治疗的禁忌证；<br>10. 与酒精同服时，可以引起腹部绞痛、恶心、呕吐、头痛、面部潮红和低血糖 | |
| 格列吡嗪片/缓释片 | 2.5mg 5mg | 适用于经饮食控制及体育锻炼2~3个月疗效不满意的轻、中度2型糖尿病患者，这类糖尿病患者的胰岛B细胞有一定的分泌胰岛素功能，且无急性并发症（如感染、创伤、酮症酸中毒、高渗性昏迷等），不合并妊娠，无严重重的慢性并发症 | 早餐前半小时口服；一般推荐剂量为每日2.5~20mg；日剂量超过15mg，宜在早、中、晚分3次餐前服用 | | |

表 3-2 格列奈类胰岛素促泌剂临床使用要点

| 药品名称 | 规格 | 适应证 | 用法用量及剂量调整 | 用药教育 | 与其他降糖药物联用 |
|---|---|---|---|---|---|
| 那格列奈片 | 0.06g 0.12g | 本品可以单独用于经食和运动不能有效控制高血糖的 2 型糖尿病患者。也可用于使用二甲双胍不能有效控制高血糖的 2 型糖尿病患者，采用与二甲双胍联合应用，但不能替代二甲双胍； | 餐前 0~30 分钟内口服，常用剂量为120mg，可单独应用，也可与二甲双胍联合应用；最大推荐剂量为180mg，每日 3 次 | 1. 必须餐前口服，以减少低血糖的危险。不准备进食时，不可服用那格列奈； 2. 本品可以引起低血糖现象，剧烈运动、饮酒、腹泻、呕吐、进食减少或合用其他抗糖尿病药物时，低血糖的危险性增加； 3. 本品可能引起低血糖症状，对于从事高空作业、汽车驾驶等工作的患者，在给药时必须提醒患者注意。如出现低血糖症状，可采取补充蔗糖、葡萄糖或饮用富含葡萄糖的饮料等措施； | 不能与磺脲类药制剂并用 |
| 瑞格列奈片 | 1mg 0.5mg 2mg | 不适用于对磺脲类降糖药治疗不理想的 2 型糖尿病患者 | 餐前 0~30 分钟内口服，推荐起始剂量0.5mg，最大推荐单次剂量为4mg；最大日剂量不应超过16mg | | |

| 药品名称 | 规格 | 适应证 | 用法用量及剂量调整 | 用药教育 | 与其他降糖药物联用 |
|---|---|---|---|---|---|
| 米格列奈钙片 | 5mg 10mg | 改善2型糖尿病患者餐后高血糖（仅限用于经饮食、运动疗法不能有效控制血糖的患者或在饮食、运动疗法的基础上加用α-葡萄糖苷酶抑制剂后仍不能有效控制血糖的患者） | 餐前5分钟内口服，通常成人每次10mg，每日3次 | 4. 本品可迅速促进胰岛素分泌。其作用位点与磺脲类制剂相同，但与磺脲类制剂对血糖控制的协同作用及安全性尚未确认，故不可与磺脲类制剂合用 | 不能与磺脲类制剂并用 |

表3-3 双胍类药物临床使用要点

| 药品名称 | 规格 | 适应证 | 用法用量及剂量调整 | 用药教育 | 与其他降糖药物联用 |
|---|---|---|---|---|---|
| 盐酸二甲双胍片 | 0.5g 0.85g | 本品首选单纯用于饮食控制及体育锻炼控制血 | 1. 口服，随餐服用; 2. 起始剂量为0.5g，一日2次；或0.85g，一日1次，可每周增加0.5g，或每2周增加0.85g; 3. 成人最大推荐剂量为2550mg（即0.85g | 1. 服用用方法：二甲双胍片餐时口服，或二甲双胍缓释片餐时整片吞服。二甲双胍缓释片整片餐时各服，不得嚼碎或 | 可与磺脲类促泌剂、格列奈类促泌剂、α-糖苷酶抑制剂、噻唑烷 |

续表

糖尿病诊疗用药 风湿免疫科管理手册

| 药品名称 | 规格 | 适应证 | 用法用量及剂量调整 | 用药教育 | 与其他降糖药物联用 |
|---|---|---|---|---|---|
| 盐酸二甲双胍片 | 0.5g<br>0.85g | 磺脲类无效的2型糖尿病 | 一日3次）；10~16岁2型糖尿病病使用最高剂量为2g。每日剂量超过2g，药物最好分三次服用；<br>4. 剂量调整原则为"小剂量起始，逐渐加量"。开始时服用500mg/d，或<1000mg/d，1~2周后加量至最大有效剂量1000mg/d或最大耐受剂量 | 咀嚼。二甲双胍肠溶片餐前半小时服用；<br>2. 二甲双胍常见不良反应包括腹泻、恶心、呕吐、胃胀、乏力、消化不良、腹部不适及头痛。这些不良反应的发生往往见于药物治疗的早期，大多数患者可耐受；<br>3. 建议长期使用二甲双胍治疗的患者应适当补充维生素 $B_{12}$ | 肠促胰素类、SGLT2i及胰岛素联用 |
| 盐酸二甲双胍缓释片 | 0.5g<br>0.85g | | 1. 必须整片吞服，不得碾碎或咀嚼后服用；<br>2. 起始剂量：500mg，一日1次随晚餐服用，最大剂量至2000mg，每周剂量增加500mg，一日1次随晚餐服用，或1次1000mg，一日2次；<br>3. 成人最大推荐剂量为2550mg，分次服用 | | |

续表

| 药品名称 | 规格 | 适应证 | 用法用量及剂量调整 | 用药教育 | 与其他降糖药物联用 |
|---|---|---|---|---|---|
| 盐酸二甲双胍肠溶片 | 0.5g 0.85g | | 1. 餐前口服；<br>2. 起始剂量 0.25g，每日 2 次，约 1 周后，血糖控制不满意，可加量至每次 0.25g，每日 3 次，逐渐增至每日 1.8g，分次服用；儿童患者起始剂量为每次 0.25g，每日 2 次；儿童最大推荐剂量为每日 1.8g。<br>3. 成人最大推荐剂量为每日 1.8g | | |

表 3-4 α-糖苷酶抑制剂临床使用要点

| 药品名称 | 规格 | 适应证 | 用法用量及剂量调整 | 用药教育 | 与其他降糖药物联用 |
|---|---|---|---|---|---|
| 阿卡波糖片 | 50mg | 配合饮食控制，用于：<br>（1）2 型糖尿病；<br>（2）降低糖耐量减者的餐后血糖 | 餐时随第一口食物嚼服；一般起始剂量为 50mg，每日 3 次；以后逐渐增至 0.1g，每日 3 次，个别情况下，可增至一次 200mg，一日 3 次 | 1. 服药后即刻进餐或与第一口食物一起服用；<br>2. 在用药的头 6~12 | α-糖苷酶抑制剂可与双胍类、磺脲类、TZD 或胰岛 |

风湿病临床用药手册
风湿病治疗用药

续表

| 药品名称 | 规格 | 适应证 | 用法用量及剂量调整 | 用药教育 | 与其他降糖药物联用 |
|---|---|---|---|---|---|
| 伏格列波糖片/胶囊 | 0.2mg / 0.3mg | 改善糖尿病餐后高血糖。（本品适用于患者接受饮食疗法·运动疗法没有得到明显效果时，或者患者除饮食疗法·运动疗法外还有口服降糖药物或胰岛素制剂而没有得到明显效果时） | 餐前口服，服药后即刻进餐；成人一次 0.2mg，每日 3 次，疗效不明显时，经充分观察，可以将每次用量增至 0.3mg | 个月监测肝酶的变化；3. α-糖苷酶抑制剂的常见不良反应为胃肠道反应（如腹胀、排气等）。从小剂量开始，逐渐加量是减少不良反应的有效方法；4. 单独服用本类药物通常不会发生低血糖。用 α-糖苷酶抑制剂的患者如果出现低血糖，治疗时需使用葡萄糖或蜂蜜，而食用蔗糖或淀粉类食物纠正低血糖的效果较差 | 素联合使用 |
| 伏格列波糖分散片 | 0.2mg | | 将本品溶于适量温水中，搅拌均匀后于餐前口服，服药后即刻进餐；成人一次 0.2mg，每日 3 次，疗效不明显时，经充分观察，可以将每次用量增至 0.3mg | | |
| 米格列醇片 | 50mg | 配合饮食控制和运动，用于改善成人 2 型糖尿病患者血糖控制。在本品单药治疗或者磺脲类药物无法达到满意血糖控制时，可与磺脲类药物合用 | 每顿正餐开始时服用；米格列醇的剂量必须参照其疗效而定，但不可超过最大耐受量具体而定。推荐量（100mg，每日 3 次）；推荐的初始剂量为 25mg，每日 3 次，4~8 周后，剂量增至 50mg，每日 3 次；若血糖控制不达标，剂量可增至 100mg，每日 3 次；最大推荐剂量为 100mg，每日 3 次 | | |

表3-5 GLP-1RAs临床使用要点

| 药品名称 | 规格 | 适应证 | 用法用量及剂量调整 | 用药教育 | 与其他降糖药物联用 |
|---|---|---|---|---|---|
| 艾塞那肽注射液 | 5μg剂量刻度注射笔，12ml/支，单次注射药量5μg，内含60次注射的药量；10μg剂量刻度注射笔：0.25mg/ml，2.4ml/支，单次注射药量10μg，内含60次注射的药量 | 本品用于改善2型糖尿病患者的血糖控制，适用于单用二甲双胍类、以及二甲双胍合用磺脲类、血糖仍控制不佳的患者 | 在早餐和晚餐前60分钟内（或每天的2顿主餐前，给药间隔大约6小时或更长）皮下注射。不应在餐后注射本品，每次5μg，一日2次，一月后可增至10μg一日2次 | 1. 在使用前，本品于原包装盒中避光置于2~8℃冷藏保存。开始使用后，本品在不高于25℃的室温条件下可保存30天。本品不得冷冻，冷冻后不可使用；<br>2. 与乙酰氨基酚及依赖型口服抗菌药物间隔1小时注射；<br>3. 与磺脲类合用时需进行血糖监测来调整磺脲类药物剂量；<br>4. 每支新笔第一次使用之前，必须按照新笔设置的要求进行设置；<br>5. 如果注射笔有任何部分的破裂或损坏，则不得使用；<br>6. 确认本品笔芯中的药液澄明、无色且无颗粒物。如果药液不足，则不得使用；<br>7. 请按照医务人员推荐的无菌注射技术进行操作；<br>8. 注射笔可使用：29（细）、30或31（更 | 推荐用于接受二甲双胍、二甲双胍类、磺脲类，二甲双胍合用一种磺脲类治疗、血糖控制不佳的2型糖尿病患者 |

| 药品名称 | 规格 | 适应证 | 用法用量及剂量调整 | 用药教育 | 与其他降糖药物联用 |
|---|---|---|---|---|---|
| 艾塞那肽注射液 | | | | 细）号规格的一次性针头；<br>9. 每次注射都应使用新针头。每次注射完成后均应移除针头以防艾塞那肽注射液泄漏，也可防止产生气泡，堵塞而将感染的风险减到最低；<br>10. 不得与他人共用注射笔或针头；<br>11. 使用前要确认针头安装好则不得按注射按钮；笔上。针头未安装好则不得按注射按钮；<br>12. 在正常使用过程中，注射笔芯顶部的外侧可能会出现一些白色的颗粒，可以用酒精纱布或酒精棉签擦去 | |
| 利拉鲁肽注射液 | 3ml：18mg | 用于成人2型糖尿病患者控制血糖：适用于单用二甲双胍或磺脲类药 | 每日固定时间皮下注射；<br>起始剂量为每天至少1周后，剂量应增加至1.2mg，常规1.2~1.8mg，1次/天 | 1. 于2~8℃保存，开封后不高于30℃储存30天，不可冷冻；<br>2. 推荐于每天同一时间注射，建议选择每天最为方便的时间 | 同艾塞那肽注射液 |

| 药品名称 | 规格 | 适应证 | 用法用量及剂量调整 | 用药教育 | 与其他降糖药物联用 |
|---|---|---|---|---|---|
| 利拉鲁肽注射液 | | 物最大可耐受剂量治疗后血糖仍控制不佳的患者，与二甲双胍或磺脲类药物联合应用。适用于降低伴有心血管疾病的2型糖尿病成人患者的主要心血管不良事件（心血管死亡、非致死性心肌梗死或非致死性卒中）的风险 | | | |

续表

| 药品名称 | 规格 | 适应证 | 用法用量及剂量调整 | 用药教育 | 与其他降糖药物联用 |
|---|---|---|---|---|---|
| 贝那鲁肽注射液 | 2.1ml：4.2mg（42000U） | 本品用于成人2型糖尿病患者控制血糖；适用于单用二甲双胍血糖控制不佳的患者 | 餐前5分钟皮下注射，注射部位可选腹部、大腿或者上臂；0.1mg/次，3次/天，2周后可增至0.2mg，3次/天 | 1.于冰箱2~8℃保存，首次使用后不高于25℃可保存7天；2.本品治疗过程中会伴随有一过性的胃肠道不良反应，包括恶心、呕吐和腹泻；3.不良反应多在30分钟内发生，约1~2小时内缓解 | 同艾塞那肽注射液 |
| 利司那肽注射液 | 10μg剂量注射笔（绿色）；20μg剂量注射笔（深紫红色） | 本品适用于在饮食控制和运动基础上接受二甲双胍单药或联合磺脲类药物和/或基础胰岛素治疗血糖控制不佳的成年2型糖尿病患者 | 每日任何一餐前1小时内皮下注射；起始剂量为10μg，每日一次，应用14天；维持剂量：在第15天开始20μg为固定维持剂量 | 1.恶心、呕吐的不良反应多为一过性的，前3周出现，以后会逐渐减轻；2.对于合用浓度依赖型口服抗菌药物的患者，应建议患者在利司那肽注射前至少1小时或注射后至少4小时内服用这些药物。如服用对乙酰氨基酚片，应在注射利司那肽前1小时服用；3.于冰箱2~8℃保存，首次使用后不高于30℃可保存30天，不得冷冻 | 同艾塞那肽注射液 |

| 药品名称 | 规格 | 适应证 | 用法用量及剂量调整 | 用药教育 | 与其他降糖药物联用 |
|---|---|---|---|---|---|
| 司美格鲁肽注射液 | 1.34mg/ml，1.5ml（预填充注射笔）*1支 | 本品适用于成人2型糖尿病患者的血糖控制：在饮食控制和运动基础上，接受二甲双胍和/或磺脲类药物治疗血糖仍控制不佳的成人2型糖尿病患者。适用于降低伴有心血管疾病的2型糖尿病成人患者的主要心血管不良事件（心血 | 1. 司美格鲁肽的起始剂量为每周一次0.25mg，应用4周后，应增至0.5mg每周一次。在以0.5mg每周一次治疗至少4周后，剂量可增至1mg每周一次，以便进一步改善血糖控制水平。2. 不推荐每周剂量超过1mg。3. 每周注射一次，可在一天中任意时间注射， | 1. 本品经皮下注射给药，注射部位可选择腹部、大腿或上臂。改变注射部位时无需进行剂量调整；2. 本品不可静脉或肌内注射；3. 如发生遗漏用药，应在遗漏用药后5天内尽快给药。如遗漏用药的剂量，在正常的计划用药日接受下一次用药。在每种情况下，患者均应恢复每周一次的规律给药计划，只要两剂间隔至少2天（>48小时）即可，在选择新的给药时间后，应继续每周给药一次；5. 注射笔仅供一人使用；6. 本品仅在无色或近乎无色澄明时才可使用；7. 本品不得在冷冻后使用； | 同艾塞那肽注射液 |

| 药品名称 | 规格 | 适应证 | 用法用量及剂量调整 | 用药教育 | 与其他降糖药物联用 |
|---|---|---|---|---|---|
| | | 管死亡、非致死性心肌梗死或非致死性卒中）风险 | 无需根据进餐时间给药 | 8. 本品应使用时长度不超过8mm的针头给药。应与一次性针筒和针头配合使用；9. 首次使用前：储存于冰箱中（2~8℃）。切勿冷冻本品，冷冻后切勿使用。盖上笔帽避光保存；10. 首次使用后：储存于30℃以下环境或冰箱中（2-8℃）；切勿冷冻本品，冷冻后切勿使用。不用时盖上笔帽，以避光保存；11. 每次注射后和储存本品时应取下针头，以防止针头阻塞、污染、溶液泄漏和给药不准确 | |
| 注射用艾塞那肽微球 | 2mg | 用于改善2型糖尿病患者的血糖控制，适用于单用二甲双胍、磺脲类 | 每周注射一次，可在一天中任意时间注射，与进餐无关；每次2mg，每周 | 1. 于2~8℃保存，本药盒可在冰箱外不超过25℃储存28天；2. 注射前需要混合药物和填充注射器；一旦将药物混合后，必须立即注射；3. 用药应在腹部、大腿或上臂区域皮下 | 同艾塞那肽注射液 |

| 药品名称 | 规格 | 适应证 | 用法用量及剂量调整 | 用药教育 | 与其他降糖药物联用 |
|---|---|---|---|---|---|
| | | 以及二甲双胍合用磺脲类血糖仍控制不佳的患者 | 注射一次；如果有需要可改变每周的用药日，只要与上次注射至少间隔3天 | （SC）注射；4.告知患者在同一区域注射时，每周选择不同的部位；5.禁止静脉注射或肌内注射 | |
| 度拉糖肽注射液 | 0.75mg: 0.5ml（预填充注射笔）1.5mg: 0.5ml（预填充注射笔） | 本品适用于成人2型糖尿病患者的血糖控制 | 每周注射一次，可在一天中任意时间注射，与进餐无关；起始剂量为每周一次0.75mg。为进一步改善血糖控制，剂量可增加至1.5mg每周一次；最大推荐剂量为1.5mg每周一次 | 1.于2~8℃保存，不可冷冻，使用时可在不超过30℃的温度下储存14天；2.与磺脲类药物同用时需进行血糖监测来调整磺脲类药物剂量；3.若遗漏给药，如果距下一次预定给药大于3天（72小时），应尽快给药。如果距下一次预定给药少于3天（72小时），应放弃这次给药，且定期进行下一次计划给药。在每一种情况中，患者都可再恢复其常规每周一次的给药方案；若需要，只要距上一次给药超过3天（72小时），可改变每周给药的日期 | 同艾塞那肽注射液 |

表3-6 DPP-4i临床使用要点

| 药品名称 | 规格 | 适应证 | 用法用量及剂量调整 | 用药教育 | 与其他降糖药物联用 |
|---|---|---|---|---|---|
| 磷酸西格列汀片 | 25mg 50mg 100mg | 本品配合饮食控制和运动，用于改善2型糖尿病患者的血糖控制 | 口服，本品可与或不与食物同服，100mg每日一次 | 1. DPP-4i与胰岛素及胰岛素促泌剂联合应用时应注意低血糖风险，可适当减少胰岛素及胰岛素促泌剂的剂量；<br>2. DPP-4i的主要不良反应有鼻咽炎、头痛、上呼吸道感染等，其他一些很少见的不良反应有血管神经性水肿、超敏反应，肝酶升高、腹泻、咳嗽，淋巴细胞绝对计数降低等，DPP-4i胃肠道反应轻微，具有良好的耐受性；<br>3. 不推荐在有胰腺炎病史的患者中使用DPP-4i，如果在使用过程中患者出现疑似胰腺炎的症状，建议停用； | 本类药物可作为单药治疗； |
| 维格列汀片 | 50mg | 适用于治疗2型糖尿病 | 口服，本品可以餐时服用，也可以非餐时服用；<br>每日推荐给药剂量为100mg，早晚各给药一次，每次50mg；不推荐使用100mg以上的剂量 | | 本品可与二甲双胍、胰岛素、磺脲类药物联合使用 |
| 沙格列汀片 | 2.5mg 5mg | 用于2型糖尿病 | 服药时间不受进餐影响；<br>口服，推荐剂量5mg，每日1次；沙格列汀片不得掰开或研开服用 | | |

| 药品名称 | 规格 | 适应证 | 用法用量及剂量调整 | 用药教育 | 与其他降糖药物联用 |
|---|---|---|---|---|---|
| 利格列汀片 | 5mg | 适用于2型糖尿病 | 本品可在每天的任意时间服用，餐时或非餐时均可服用：5mg，每日1次 | 4. 对有心衰诱发因素（如感染、电解质紊乱、过量摄盐、贫血、过度补液）的患者使用沙格列汀或阿格列汀时应注意患者有否心衰的症状和体征，如出现心衰，应规范处理并停用这两种药物 | |
| 苯甲酸阿格列汀片 | 6.25mg 12.5mg 25mg | 适用于2型糖尿病 | 可与食物同时或分开服用；25mg，每日一次 | | |

表3-7 SGLT2i临床使用要点

| 药品名称 | 规格 | 适应证 | 用法用量及剂量调整 | 用药教育 | 与其他降糖药物联用 |
|---|---|---|---|---|---|
| 达格列净片 | 5mg 10mg | 1. 用于2型糖尿病成人患者 2. 用于心力衰竭成人患者 | 晨服，不受进食限制；起始剂量5mg，每日一次，剂量可增至10mg | 1. SGLT2i除有效降糖外，还可减轻体重、降低血压、降低血尿酸浓度，减少蛋白尿等与心血管疾病相关的危险因素；SGLT2i单药治疗不增加低血糖发生风险；2. 低血糖风险：与二甲双胍、DPP-4i、噻唑烷二 | 本类药物可与双胍类、α-糖苷酶抑制剂、磺脲类 |

糖尿病诊治用药风险防范手册

续表

| 药品名称 | 规格 | 适应证 | 用法用量及剂量调整 | 用药教育 | 与其他降糖药物联用 |
|---|---|---|---|---|---|
| 卡格列净片 | 100mg 300mg | 配合饮食和运动改善成人2型糖尿病患者的血糖控制 | 每日一次；第一次正餐前口服；起始剂量100mg，必要时剂量可增加至300mg | 酮类等药物联合使用时，低血糖发生的风险也没有明显增加；与胰岛素类药物联合使用时低血糖发生风险增加。建议与胰岛素或磺脲类药物联合使用时，注意调整胰岛素或磺脲类药物的剂量；<br>3. 生殖道和泌尿道感染风险：使用前询问病史，半年内反复发生泌尿生殖感染的患者不推荐使用；在使用过程中建议暂停SGLT2i。感染治愈后，可继续使用。使用SGLT2i过程中，尤其是使用的第一个月，需要关注患者是否出现感染的症状和体征。使用SGLT2i的患者，建议注意个人外阴部卫生，适量饮水，保持小便通畅，减少感染的发生；<br>4. DKA风险：在使用SGLT2i期间，如果患者出现和DKA相关的症状如腹痛、恶心、呕吐、乏力、呼吸困难，需要参考患者是否出现DKA并检测血酮体和动脉血酸碱度以明确 | 促泌剂、肠促胰岛素类药物及胰岛素类联用 |
| 恩格列净片 | 10mg 25mg | 用于改善2型糖尿病患者的血糖控制 | 空腹或进食后给药；10mg，每日1次，剂量可增至25mg | | |
| 艾托格列净片 | 5mg | 用于改善2型糖尿病患者的血糖控制 | 每日一次、早晨服用，与食物一同或空腹服药；起始剂量为5mg | | |

| 药品名称 | 规格 | 适应证 | 用法用量及剂量调整 | 用药教育 | 与其他降糖药物联用 |
|---|---|---|---|---|---|
| 艾托格列净片 | | | | 诊断。明确诊断为 DKA 的患者，应立即停用 SGLT2i，并按照传统的 DKA 治疗程序进行治疗。建议在择期手术、剧烈体力活动，如马拉松比赛前 24 小时停用 SGLT2i；避免停用胰岛素或过度减量；对于紧急手术或大的应激状态，需立即停用 SGLT2i；口服 SGLT2i 期间避免过多饮酒及极低碳水化合物饮食 | |

表 3-8　噻唑烷二酮类（TZD 类）临床使用要点

| 药品名称 | 规格 | 适应证 | 用法用量及剂量调整 | 用药教育 | 与其他降糖药物联用 |
|---|---|---|---|---|---|
| 盐酸罗格列酮片 | 4mg | 本品适用于 2 型糖尿病 | 口服，可于空腹或进餐时服用；起始用量为 4mg，每日 1 次，经 12 周的治疗后，若空腹血糖控制不理想，可 | 1. 单片不可掰开服用；<br>2. 在服用本品治疗期间如出现体重骤增、水肿、气短或其他心力衰竭的症状时，需及时咨询医生意见；<br>3. 需关注可能引起的体重增加和水肿； | 联用用药：若在现有的治疗中加用本品，则应维持原有磺脲类药物或二甲双胍的用量并加用本品 |

续表

| 药品名称 | 规格 | 适应证 | 用法用量及剂量调整 | 用药教育 | 与其他降糖药物联用 |
|---|---|---|---|---|---|
| 盐酸罗格列酮片 | | | 加量至单独服用本品 8mg/日或与二甲双胍合用；本品最大推荐剂量为 8mg/日，可单次或分 2 次服用 | 4. 开始服用本品或增加剂量后，应严密监测患者心衰的症状和体征（例如体重增加过快，呼吸困难和 / 或水肿）。如果出现心衰，应按照标准心衰治疗方案进行处理，而且必须停止使用本品或减少剂量；<br>5. 绝经后妇女服用该类药物增加骨折和骨质疏松症风险；<br>6. 开始服用本品前需检测肝功，服药后应根据医生要求定期复查肝酶；<br>7. 患者若出现不明原因的症状，如恶心、呕吐、腹痛、乏力，厌食或尿色加深，应立即就诊；<br>8. 本品可使伴有胰岛素抵抗的绝经前期和无排卵型妇女恢复排卵，因此建议患者服用本品时，需采取避孕措施；<br>9. 当患者服用任何血尿、尿急、排尿疼痛症状时，请立即就诊 | 1. 与磺脲类药物合用：与磺脲类药物合用时，本品的起始用量为 4mg，每日 1 次，每次 1 片。如患者出现低血糖，需减少磺脲类药物用量；<br>2. 与二甲双胍合用：与二甲双胍合用时，本品的通常起始用量为 4mg，每日一次，每次一片。在合并用药期间，不会发生因低血糖而需调整二甲双胍用量的情况 |
| 盐酸吡格列酮片 | 15mg | 本品适用于 2 型糖尿病 | 口服，可于空腹或进餐时服用。<br>一日 1 次 15mg 或 30mg；根据糖化血红蛋白（HbA1c）检测血糖的变化，患者一日服用剂量可从 1 次 15mg 逐步增加至最大剂量 1 次 45mg | | |

表 3-9 常用胰岛素临床使用要点

| 药品名称 | 起效时间 | 峰值时间 | 持续时间 | 特殊人群用药 | 有效期（未开封） | 有效期（开封后） |
|---|---|---|---|---|---|---|
| 短效人胰岛素 | | | | | | |
| 生物合成人胰岛素 | <30min | 1.5~3.5h | 7~8h | 孕妇、6岁以上儿童可用 | 30个月 | 6周 |
| 重组人胰岛素注射液 | <30min | 1.5~3.5h | 4~8h | 孕妇、儿童可用 | 30个月 | 4周 |
| 速效人胰岛素类似物 | | | | | | |
| 门冬胰岛素注射液 | 10~20min | 1~3h | 3~5h | 孕妇、2岁以上儿童可用 | 30个月 | 4周（不超过30℃） |
| 赖脯胰岛素注射液 | 10~15min | 0.5~1h | 2~5h | 孕妇、12岁以上儿童可用 | 36个月 | 4周 |
| 谷赖胰岛素注射液 | 10~20min | 1~1.5h | 3~5h | 孕妇、儿童没有足够数据 | 24个月 | 4周（不超过25℃） |
| 中效人胰岛素 | | | | | | |
| 低精蛋白锌胰岛素 | 2~4h | 8~12h | 18~24h | 孕妇、儿童可用 | 24个月 | 4周（不超过25℃） |

| 药品名称 | 起效时间 | 峰值时间 | 持续时间 | 特殊人群用药 | 有效期（未开封） | 有效期（开封后） |
|---|---|---|---|---|---|---|
| 精蛋白锌重组人胰岛素注射液 | 2~4h | 4~6h | 4~12h | 孕妇、儿童可用 | 24个月 | 4周（不超过25℃） |
| 精蛋白锌胰岛素注射液 | 3~4h | 12~24h | 24~36h | 孕妇、儿童可用 | 24个月 | 4周（不超过25℃） |
| 长效人胰岛素类似物 | | | | | | |
| 甘精胰岛素注射液 | 2~4h | 无峰 | 24~36h | 6岁以上儿童可用 | 36个月 | 4周（不超过25℃） |
| 地特胰岛素注射液 | 3~4h | 3~14h | 24h | 孕妇、6岁以上儿童可用 | 30个月 | 6周（不超过30℃） |
| 德谷胰岛素注射液 | 2~3h | 无峰 | 36~42h | 孕妇、儿童没有足够数据 | 30个月 | 8周（不超过30℃） |
| 预混胰岛素 | | | | | | |
| 预混人胰岛素（30R/50R） | 0.5h | 2~8h | 10~24h | 孕妇、儿童可用 | 30个月 | 6周（不超过30℃） |

| 药品名称 | 起效时间 | 峰值时间 | 持续时间 | 特殊人群用药 | 有效期（未开封） | 有效期（开封后） |
|---|---|---|---|---|---|---|
| 预混门冬胰岛素 30/ 预混门冬胰岛素 50 | 10~20min | 1~4h | 24h | 30R：孕妇、10 岁以上儿童可用；50R：儿童没有足够数据 | 24 个月 | 4 周（不超过 30℃） |
| 预混赖脯胰岛素 25/ 预混赖脯胰岛素 50 | 15min | 30~70min | 16~24h | 孕妇、12 岁以上儿童可用 | 36 个月 | 4 周（不超过 30℃） |
| 双胰岛素类似物（德谷门冬双胰岛素 70/30） | 15min | 1~3h | >24h | 孕妇、儿童没有足够数据 | 30 个月 | 4 周（不超过 30℃） |

## 二、禁忌证

用药禁忌包括药物过敏史、特定的疾病状态及生理状态。开具医嘱或审核处方时需注意询问患者的过敏史，核实患者的诊断，避免禁忌证用药。

糖尿病治疗药物的禁忌证见表 3-10。

表 3-10　糖尿病治疗药物的禁忌证

| 分类 | 禁忌证 |
| --- | --- |
| 磺脲类 | 1. 1 型糖尿病；<br>2. 2 型糖尿病伴有酮症酸中毒、昏迷、严重烧伤、感染、外伤和重大手术等应激情况；<br>3. 对磺胺药过敏者；<br>4. 肝、肾功能不全者，肾上腺功能不全者；<br>5. 白细胞减少的患者；<br>6. 妊娠期、哺乳期 |
| 格列奈类 | 1. 对本品成分过敏者；<br>2. 1 型糖尿病；<br>3. 2 型糖尿病伴有酮症酸中毒、糖尿病性昏迷或昏迷前期；<br>4. 妊娠和哺乳期；<br>5. 严重感染、围手术期、重度外伤患者；<br>6. 重度肝功能异常或伴随使用吉非贝齐的患者禁用瑞格列奈 |
| SGLT-2i | 1. 对本品有严重超敏反应史者禁用；<br>2. 重度肾功能不全[ eGFR 低于 30ml/(min·1.73m$^2$)]、晚期肾脏病或接受透析的患者 |
| 双胍类 | 1. 肾功能不全 eGFR < 45ml/(min·1.73m$^2$)患者；<br>2. 可造成组织缺氧的疾病（尤其是急性或慢性疾病的恶化），如失代偿性心力衰竭、呼吸衰竭、近期发作的心肌梗死、休克； |

| 分类 | 禁忌证 |
|------|--------|
| 双胍类 | 3. 严重感染和外伤、外科大手术、低血压等；<br>4. 已知对盐酸二甲双胍过敏者；<br>5. 急性或慢性代谢性酸中毒，包括有或无昏迷的 DKA（DKA 需用胰岛素治疗）；<br>6. 酗酒者；<br>7. 接受血管内注射碘化造影剂者，可暂时停用本品；<br>8. 维生素 $B_{12}$、叶酸缺乏未纠正者 |
| α- 糖苷酶抑制剂 | 1. 对本品成分过敏者；<br>2. 有明显消化和吸收障碍的慢性胃肠功能紊乱患者禁用，尤其是炎症性肠病；<br>3. 由于肠胀气而可能恶化的患者禁用；<br>4. 严重肝功能不全和肝硬化，严重肾功能损害（肌酐清除率 < 25ml/min）；<br>5. 糖尿病酮症酸中毒、糖尿病昏迷或昏迷前、严重感染、手术前后或严重创伤的患者 |
| DPP-4i | 对本品有过敏史的患者 |
| TZD 类 | 1. 对本品有过敏史的患者；<br>2. 有心力衰竭（NYHA 分级 Ⅱ 级以上）、活动性肝病或氨基转移酶升高超过正常上限 2.5 倍、严重骨质疏松和有骨折病史的患者禁用 |
| GLP-1RAs | 1. 对该产品活性成分或其他辅料过敏者；<br>2. 有甲状腺髓样癌病史或家族史患者；<br>3. 多发性内分泌腺瘤病 2 型患者 |
| 胰岛素及类似物 | 1. 对本品中任何成分过敏者；<br>2. 低血糖发作时 |

对药品及相应辅料过敏的情况为药品使用禁忌，糖尿病治疗药物的注射制剂辅料见表 3-11。

表 3-11　糖尿病治疗药物的注射制剂辅料

| 药品名称 | 辅料 |
|---|---|
| 人胰岛素注射液（诺和灵 R） | 氯化锌、甘油、间甲酚、氢氧化钠、盐酸和注射用水 |
| 人胰岛素注射液（甘舒霖 R） | 甘油、苯酚 |
| 人胰岛素注射液（优泌林 R）<br>人胰岛素注射液（重合林 R） | 间甲酚、甘油、盐酸、氢氧化钠、注射用水 |
| 人胰岛素注射液（优思灵 R） | 氧化锌、甘油、磷酸氢二钠二水合物、氯化钠、氢氧化钠、盐酸和注射用水 |
| 门冬胰岛素注射液（诺和锐） | 甘油、氯化锌、二水合磷酸氢二钠、间甲酚、苯酚、氯化钠、盐酸和 / 或氢氧化钠、注射用水 |
| 赖脯胰岛素注射液（优泌乐） | 注射用水，磷酸氢二钠，甘油，间甲酚，氧化锌，可能含有盐酸或氢氧化钠 |
| 赖脯胰岛素注射液（速秀霖） | 苯酚、间甲酚、甘油、磷酸氢二钠、氢氧化钠、盐酸、注射用水 |
| 精蛋白人胰岛素混合注射液（30R）（万邦林 30R）<br>低精蛋白锌胰岛素注射液（万苏林） | 苯酚、甘油、磷酸氢二钠、硫酸鱼精蛋白 |
| 精蛋白人胰岛素混合注射液（甘舒霖 30R） | 硫酸鱼精蛋白、苯酚、间甲酚、甘油、磷酸氢二钠、氧化锌 |
| 精蛋白人胰岛素混合注射液（甘舒霖 40R） | 硫酸鱼精蛋白、苯酚、间甲酚、甘油、磷酸氢二钠、氧化锌、盐酸、氢氧化钠 |
| 精蛋白人胰岛素混合注射液（甘舒霖 50R） | 硫酸鱼精蛋白、苯酚、间甲酚、甘油、磷酸氢二钠 |
| 精蛋白人胰岛素混合注射液（50R）（诺和灵 50R） | 硫酸鱼精蛋白、氯化锌、甘油、磷酸氢二钠二水合物、间甲酚、苯酚、氢氧化钠、盐酸和注射用水 |

| 药品名称 | 辅料 |
|---|---|
| 精蛋白人胰岛素混合注射液（50R）（优思灵 50R） | 硫酸鱼精蛋白、氯化锌、甘油、磷酸氢二钠二水合物、间甲酚、苯酚、氢氧化钠、盐酸和注射用水 |
| 精蛋白锌重组赖脯胰岛素混合注射液（50R）（优泌乐 50） |  |
| 精蛋白锌重组赖脯胰岛素混合注射液（25R）（优泌乐 25） |  |
| 精蛋白人胰岛素混合注射液（30R）（优思灵 30R） |  |
| 精蛋白人胰岛素注射液（诺和灵 N） |  |
| 精蛋白人胰岛素混合注射液（优泌林 70/30） | 注射用水、甘油、磷酸氢二钠、硫酸鱼精蛋白、氧化锌、间甲酚、苯酚，可能含有盐酸或氢氧化钠 |
| 精蛋白人胰岛素注射液（优泌林 N） | 注射用水、甘油、磷酸氢二钠、硫酸鱼精蛋白、氧化锌、间甲酚、苯酚，可能含有盐酸或氢氧化钠 |
| 精蛋白人胰岛素注射液（优思灵 N） | 硫酸鱼精蛋白、氯化锌、甘油、磷酸氢二钠 二水合物、间甲酚、苯酚、氯化钠、氢氧化钠、盐酸和注射用水 |
| 精蛋白人胰岛素注射液（甘舒霖 N） | 甘油、磷酸氢二钠、苯酚、间甲酚、药用鱼精蛋白 |
| 精蛋白人胰岛素混合注射液（重和林 M30） | 间甲酚、苯酚、甘油、鱼精蛋白硫酸盐、氧化锌、磷酸氢二钠十二水合物、注射用水、可能含适量盐酸和 / 或氢氧化钠 |
| 精蛋白人胰岛素注射液（重和林 N） |  |
| 胰岛素注射液（江苏万邦） | 甘油、苯酚、磷酸氢二钠 |
| 谷赖胰岛素注射液（艾倍得） | 间甲酚、氨丁三醇、氯化钠、聚山梨酯 20、氢氧化钠、浓盐酸、注射用水 |

| 药品名称 | 辅料 |
|---|---|
| 门冬胰岛素 50 注射液 | 甘油、锌（氯化物）、二水合磷酸氢二钠、氯化钠、硫酸鱼精蛋白、间甲酚、苯酚、盐酸或氢氧化钠和注射用水 |
| 门冬胰岛素 30 注射液 | |
| 甘精胰岛素注射液（来得时） | 氯化锌，间甲酚，甘油，盐酸，氢氧化钠，注射用水 |
| 甘精胰岛素注射液（长秀霖） | |
| 甘精胰岛素注射液（来优时） | |
| 地特胰岛素注射液 | 甘油、间甲酚、苯酚、醋酸锌、二水合磷酸氢二钠、氯化钠、盐酸、氢氧化钠、注射用水 |
| 德谷胰岛素注射液 | 甘油、间甲酚、苯酚、醋酸锌、盐酸、氢氧化钠、注射用水 |
| 德谷门冬双胰岛素注射液 | 甘油、间甲酚、苯酚、氯化钠、醋酸锌、盐酸、氢氧化钠、注射用水 |
| 艾塞那肽注射液 | 甘露醇、醋酸钠三水合物、间甲酚、冰醋酸、注射用水 |
| 洛塞那肽注射液 | 醋酸钠、醋酸、甘露醇和注射用水 |
| 利拉鲁肽注射液 | 二水合磷酸氢二钠、丙二醇、盐酸和 / 或氢氧化钠、注射用水 |
| 利司那肽注射液 | 甘油、三水合醋酸钠、甲硫氨酸、间甲酚、盐酸、氢氧化钠及注射用水 |
| 司美格鲁肽注射液 | 磷酸氢二钠二水合物、丙二醇、苯酚、盐酸、氢氧化钠和注射用水 |
| 度拉糖肽注射液 | 柠檬酸三钠二水合物、无水柠檬酸，甘露醇、聚山梨酯 80、注射用水 |
| 贝那鲁肽注射液 | 甘露醇、丙二醇、苯酚、醋酸、醋酸钠、注射用水 |

## 三、适用人群

该类药物用于治疗糖尿病，应注意患者糖尿病分型及疾病状态，如并发症、是否属于特殊人群等。糖尿病治疗药物的适应人群见表 3-12。参见说明书中【适应证】【注意事项】【儿童用药】等特殊人群用药。

患者的疾病状态可能随时间及用药情况发生变化，应在用药前评估，用药过程中密切监测，必要时调整治疗方案。

表 3-12 糖尿病治疗药物的适用人群

| 分类 | 适用人群 |
|------|----------|
| 磺脲类 | 适用于控制饮食、运动疗法及减轻体重均不能充分控制血糖的胰岛 B 细胞尚有部分分泌功能的 2 型糖尿病患者 |
| 格列奈类 | 适用于经饮食和运动不能有效控制高血糖的成人 2 型糖尿病患者，特别适合应用于新诊断者和老年 2 型糖尿病患者 |
| SGLT2i | 适用于在饮食和运动基础上改善 2 型糖尿病成人患者血糖控制 |
| 双胍类 | 首选用于单纯饮食控制及体育锻炼控制血糖无效的 2 型糖尿病患者 |
| α- 糖苷酶抑制剂 | 适用于 2 型糖尿病患者及餐后血糖升高的糖耐量减低者 |
| DPP-4i | 适用于经饮食和运动不能有效控制高血糖的 2 型糖尿病患者 |

| 分类 | 适用人群 |
|---|---|
| TZD | 适用于单纯饮食控制加运动血糖控制不佳的 2 型糖尿病患者，尤其适用于存在胰岛素抵抗的患者 |
| GLP-1RAs | 适用于饮食控制和运动的基础上接受二甲双胍或磺脲类药物最大可耐受剂量治疗后血糖仍控制不佳的成人 2 型糖尿病患者。司美格鲁肽也适用于伴有心血管疾病的 2 型糖尿病成人患者降低主要心血管不良事件 |
| 胰岛素及类似物 | 适用于 1 型糖尿病，口服降糖药效果不佳或存在口服药使用禁忌的 2 型糖尿病患者 |

## 四、药物相互作用

由于糖尿病发展到一定阶段，可导致累及血管、神经、皮肤、内脏等多个系统或器官的慢性并发症，因此，糖尿病患者往往需联合使用多种药物，用于血糖及并发症的控制。药物相互作用成为治疗中必须考虑的关键问题。正确识别降血糖药物与其他药物之间的相互作用，有利于减少药物不良反应的发生风险，避免药物治疗失败。本节讲述了每类降糖药物有关的药物相互作用及其发生的主要特点，供临床药物应用参考。

### 1. 双胍类

主要指二甲双胍，包括片剂、胶囊、缓释片、缓释胶囊、肠溶片、肠溶胶囊等多个剂型。二甲双胍相关的药物相互作用见表 3-13。

表3-13 二甲双胍相关药物相互作用

| 药品名称 | 联用增强降糖作用的药物 | 联用减弱降糖作用的药物 | 与含碘造影剂的相互作用 | 与其他药物的相互作用 |
|---|---|---|---|---|
| 二甲双胍 | 1. 溴丙胺太林：通过增加胃排空时间，降低胃动力使二甲双胍在小肠的停留时间延长，吸收增加，从而使其降糖效果增加；<br>2. 经肾小管排泌的阳离子药物：包括氨氯吡咪、地高辛、吗啡、普鲁卡因胺、奎尼丁、雷尼替丁、氨苯蝶啶、甲氧苄氨嘧啶和万古霉素等，可能与二甲双胍竞争肾小管转运系统而发生相互作用，因此建议密切监测，调整本品及/或相互作用药物的剂量 | 树脂类药物如考来烯胺、乳香等与二甲双胍同服，可减少其吸收，减弱降糖作用；如引起血糖升高的药物：如噻嗪类或其他利尿剂、糖皮质激素、吩噻嗪、甲状腺制剂、雌激素、口服避孕药、苯妥英、烟酸、拟交感神经药、钙离子通道阻滞剂和异烟肼等，和二甲双胍联用期间以及药物剂量变更或停用时应密切监测血糖 | eGFR > 60ml/（min·1.73m²）患者造影前或检查时停用二甲双胍，在检查完至少48小时后复查肾功能无恶化后可继续用药；<br>eGFR为45~59ml/（min·1.73m²）患者使用造影剂前48小时应暂时停用二甲双胍，之后还需停药48~72小时，复查肾功能无恶化后可继续用药 | 1. 二甲双胍增加华法林的抗凝血倾向；<br>2. 与呋塞米合用，二甲双胍的AUC增加，但肾清除无变化；同时呋塞米的$C_{max}$和AUC均下降，终末半衰期缩短，肾清除无改变；<br>3. 健康人单剂联合使用硝苯地平和二甲双胍，二甲双胍的$C_{max}$和AUC分别增加20%和9%，且尿中排泄增加，$T_{max}$和半衰期无影响 |

## 2. 磺脲类药物

包括格列本脲、格列美脲、格列齐特、格列吡嗪、格列喹酮。磺脲类相关的药物相互作用见表3-14。

表3-14　磺脲类药物相关相互作用

| 药品类别 | 使之降糖作用增强的药物 | 使之降糖作用减弱的药物 | 与其他药物的相互作用 |
|---|---|---|---|
| 磺脲类 | 1. 与下列潜在导致血糖下降的药物同用时，增加低血糖的发生风险，应慎用：氟康唑、保泰松、阿扎丙宗、羟布宗、胰岛素和口服降糖药物、水杨酸盐、对氨基水杨酸、类固醇及雄性激素、氯霉素、香豆素衍生物、芬氟拉明、非尼拉朵、贝特类、ACEI、氟西汀、胍乙啶、环磷酰胺、丙吡胺、异环磷酰胺、磺吡酮、克拉霉素、磺胺类、四环素类、单胺氧化酶抑制剂、喹诺酮类、丙磺舒、咪康唑、己酮可可碱、曲托喹啉、曲磷铵、抗结核 | 1. 下列药物可能会减弱磺脲类药物的降血糖作用：利福平、雌激素和孕激素、胰高血糖素、利尿药、甲状腺激素、吩噻嗪类、肾上腺素和其他拟交感神经药物、烟酸（高剂量）、泻药（长期使用时）、苯妥英、二氮嗪、巴比妥类、异烟肼、乙酰唑胺、非典型抗精神病药（如奥氮平和氯氮平），利托君，沙丁胺醇，特布他林（静注）糖皮质激素：（全身给药和局部给药：关节内部、皮肤和直肠制剂）和替可克肽（促皮质类激素）。使用这些药物治疗期间、剂量调整或停药时，需要强调自我监测血糖的重要性；<br>2. 不推荐联合应用达那唑：达那唑有致糖 | 1. 香豆素类抗凝剂与磺脲类药物同用时，彼此血浆浓度皆升高，但以后彼此血浆浓度皆减少，故需调整两者的用量；<br>2.H₂受体拮抗剂、β受体 - 拮抗剂、可乐定和利血平可增强或减弱药物的降血糖效果，使用药物降糖治疗期间，应注意血糖监测。但如应用小剂量选择性β受体拮抗剂阿替洛尔和美托洛尔造成此种情况的可能性较小；<br>3. 酒精可能会 |

| 药品类别 | 使之降糖作用增强的药物 | 使之降糖作用减弱的药物 | 与其他药物的相互作用 |
|---|---|---|---|
| | 病药，普兰林肽、丙氧芬、生长抑素类似物、伏立康唑。当联合使用磺脲类药物与上述药物治疗期间，或剂量变更或停药时，应密切监测血糖；<br>2.应用磺脲类药物期间，应禁用咪康唑（全身给药，口服凝胶），因其增加降糖作用，可能出现低血糖症状，甚至昏迷 | 尿病效应，如果无法避免使用该种药物，需要警告患者并强调自我监测血糖的重要性。在使用和停止达那唑治疗时需要调整糖尿病治疗药物剂量；<br>3.圣约翰草（贯叶金丝桃）制剂：可降低格列齐特的暴露量；<br>4.胆汁酸多价螯合剂：考来维仑。可降低磺脲类药物在胃肠道中的吸收。药物应比考来维仑至少提前4小时服用 | 增强或减弱磺脲类药物的降糖作用，后者可减弱病人对酒精的耐受力 |

### 3. 格列奈类

包括瑞格列奈、那格列奈和米格列奈。格列奈类相关的药物相互作用见表3-15。

表3-15　格列奈类药物相关相互作用

| 药品类别 | 使之降糖作用增强的药物 | 使之降糖作用减弱的药物 | 与其他药物相互作用 |
|---|---|---|---|
| 格列奈类 | 下列药物能增强和/或延长格列奈类药物的降血糖作用：吉非贝齐，甲氧苄啶，利福平，酮康唑，伊曲康唑，克拉霉素，环孢素，其他类抗糖尿病药物，单胺氧 | 下列药物可能会减弱格列奈类药物的降糖作用：口服避孕药，利福平，苯巴比妥，卡马西平，噻嗪类药物，肾上腺 | 硫酸呱乙啶，给药初期，交感神经末梢释放游离去甲肾上腺素，刺激β受体，促进 |

续表

| 药品类别 | 使之降糖作用增强的药物 | 使之降糖作用减弱的药物 | 与其他药物相互作用 |
|---|---|---|---|
| 格列奈类 | 化酶抑制剂，非选择性β受体拮抗剂、ACEI、水杨酸盐、非甾体类抗炎药、奥曲肽、酒精、促合成代谢的激素、安妥明、蛋白同化激素、四环素类。注意：β受体拮抗剂会掩盖低血糖症状 | 素、肾上腺皮质激素、达那唑、甲状腺激素和拟交感神经药、烟酸、异烟肼、吩噻嗪类药物（氯丙嗪等）、苯妥英钠 | 糖异生、糖原分解导致高血糖，后期则由于儿茶酚胺的枯竭导致低血糖 |

### 4. 噻唑烷二酮类（TZD 类）

包括罗格列酮和吡格列酮。TZD 类相关的药物相互作用见表 3-16。

表 3-16　噻唑烷二酮类药物相关相互作用

| 药品类别 | 使之降糖作用增强的药物 | 使之降糖作用减弱的药物 |
|---|---|---|
| 噻唑烷二酮类 | 1. 降糖药物：与降糖药物合并用药时可能增加低血糖风险，应小心慎重给药，考虑从低剂量开始；<br>2. 可能增强降糖作用的药物：β受体拮抗剂、水杨酸制剂、单胺氧化酶抑制剂、贝特类、华法林等；<br>3.CYP2C8 抑制剂，有报道吡格列酮与吉非贝齐并用药导致本品的 AUC 升高 3 倍。由于有潜在的剂量相关的不良反应，当本品与吉非贝齐并用药时，需降低吡格列酮的用量，推荐的最大剂量为一日 15mg | 1. 合用可降低降糖作用的药物：肾上腺素、肾上腺素皮质激素、甲状腺激素等；<br>2. CYP2C8 诱导剂：利福平。有报道本品与利福平合并用药，导致本品的 AUC 降低 54%。当本品与利福平合并用药时，需密切注意患者的血糖控制水平，必要时增加本品的剂量 |

### 5. α-糖苷酶抑制剂

包括阿卡波糖、伏格列波糖、米格列醇。α-糖苷酶抑制剂类相关的药物相互作用见表3-17。

表3-17　α-糖苷酶抑制剂相关药物相互作用

| 药品类别 | 使之降糖作用增强的药物 | 使之降糖作用减弱的药物 | 与其他药物相互作用 |
|---|---|---|---|
| α-糖苷酶抑制剂 | 1. 其他类别的糖尿病药物：尤其是磺脲类药物或胰岛素，联用时可能引起进一步血糖降低。已有低血糖休克的个案报道，应密切观察；<br>2. 下列药物可增强降血糖作用：β-受体拮抗剂、水杨酸制剂、单胺氧化酶抑制剂、贝特类、华法林等；联合服用新霉素和阿卡波糖可能会导致餐后血糖明显降低，并增加胃肠道不良反应的发生频率和严重程度。如果症状非常严重，可考虑暂时减少本品剂量 | 1. 某些药物可引起血糖升高，如噻嗪类药物或其他利尿剂、糖皮质激素、吩噻嗪、甲状腺制剂、雌激素、口服避孕药、苯妥英、烟酸、拟交感神经药、钙通道阻滞剂或异烟肼。如同时使用此类药物，应密切监测血糖；<br>2. 考来烯胺、肠道吸附剂（如木炭）和含有碳水化合物分解酶的消化酶类制剂（如淀粉酶、胰酶）可能减弱该类药物的药效，故应避免同时使用 | 1. 个别情况下，阿卡波糖可影响地高辛的生物利用度，因此需调整地高辛的剂量；<br>2. 在健康受试者中进行的试验证实了米格列醇可使雷尼替丁和普萘洛尔的生物利用度分别下降60%和40% |

### 6. 二肽基肽酶4抑制剂（DPP-4i）

目前上市的DPP-4i有西格列汀、沙格列汀、维格列汀、利格列汀和阿格列汀，这五种药物代谢途径不尽相同，相关的药物相互作用见表3-18。

表3-18　DPP-4i相关药物相互作用

| 药品类别 | 使之降糖作用增强的药物 | 使之降糖作用减弱的药物 |
|---|---|---|
| DPP-4i | 1.CYP3A4/5酶强抑制剂（如酮康唑、阿扎那韦、克拉霉素、茚地那韦、伊曲康唑、奈法唑酮、奈非那韦、利托那韦、沙奎那韦和泰利霉素）联用时，应将沙格列汀剂量限制在2.5mg；<br>2.跟其他类降糖药物联合使用时，可能会出现低血糖症状：和磺脲类合并应用时，发生低血糖的风险可能会增加。应考虑减少磺脲类剂量，以降低磺脲类产生的低血糖风险。当合并应用α-葡萄糖苷酶抑制剂观察到低血糖症状时，应给予葡萄糖而非蔗糖。当合并应用噻唑烷二酮类时，应密切注意，尤其是水肿的发生；<br>3.下列药物使DPP-4i的促胰岛素分泌作用增强：β-受体拮抗剂，水杨酸制剂，单胺氧化酶抑制剂，治疗高脂血症的贝特类衍生物，华法林等；<br>4.CYP3A4/5酶抑制剂：CYP3A4/5中度抑制剂：地尔硫䓬可提高沙格列汀的暴露量。应用其他中度CYP3A4/5抑制剂（如安普那韦、阿瑞匹坦、红霉素、氟康唑、呋山那韦、西柚汁和维拉帕米）也如与其所料提高了沙格列汀的血浆药物浓度。但不推荐调整剂量 | 1.维格列汀的降糖作用可能会受到以下药物的影响而减弱：噻嗪类利尿剂、皮质激素、甲状腺激素和拟交感神经药物；<br>2.CYP3A4或P-gp的诱导剂（如利福平）会使利格列汀的暴露水平降低到亚治疗水平，很可能会降至无效的浓度。对于需要使用这类药物的患者，强烈建议替换利格列汀。利福平会显著降低沙格列汀暴露量，但对其活性代谢产物5-羟基沙格列汀的AUC没有影响，间隔24小时给药，血浆DPP4的活性抑制作用不受利福平影响，因此不推荐与利福平合用时调整沙格列汀剂量 |

## 7. 钠－葡萄糖共转运蛋白 2 抑制剂（SGLT2i）

SGLT2i 可抑制肾脏对葡萄糖的重吸收，降低肾糖阈，从而促进尿糖的排出。目前在我国上市的 SGLT2i 有达格列净、恩格列净、卡格列净、艾托格列净和恒格列净。SGLT2i 类相关的药物相互作用见表 3-19。

表 3-19　SGLT2i 相关的药物相互作用

| 药品类别 | 使之降糖作用增强的药物 | 使之降糖作用减弱的药物 | 与其他药物相互作用 |
|---|---|---|---|
| SGLT2i | 胰岛素或胰岛素促泌剂：恩格列净与胰岛素或胰岛素促泌剂联合给药可增加低血糖风险 | 葡萄糖醛酸转移酶（UGT）诱导剂利福平：1.联合使用卡格列净与利福平（多种 UGT 酶的非选择性诱导剂，包括 UGT1A9、UGT2B4）能够降低卡格列净的药 – 时曲线下面积（AUC）达 51%。上述卡格列净暴露降低可能降低疗效。如果这些 UGT 诱导剂中的一种（如利福平、苯妥英、苯巴比妥和利托那韦）必须与本品联合使用，则对于耐受本品 100mg 每天一次的剂量、eGFR > 60ml/（min·1.73m$^2$）且需要额外血糖控制的患者，可考虑增加剂量至 300mg 每天一次。对于 45 < eGFR < 60ml/（min·1.73m$^2$），联合使用 UGT 诱导剂且需要额外血糖控制的患者，可考虑其他降糖治疗 | 1. 利尿剂：恩格列净、恒格列净与利尿剂联合给药可导致尿量增加和尿频，从而可能增加血容量不足的风险 2. 地高辛：当与本品 300mg 联合使用时，地高辛 AUC 和平均峰浓度（$C_{max}$）升高（分别为 20% 和 36%）。应对联合使用本品和地高辛治疗的患 |

续表

| 药品类别 | 使之降糖作用增强的药物 | 使之降糖作用减弱的药物 | 与其他药物相互作用 |
|---|---|---|---|
| SGLT2i | | 2.利福平可诱导多种参与恒格列净代谢清除的代谢酶和转运体,与利福平联用,可能会降低恒格列净疗效。如果与利福平联合使用,可考虑增加剂量至 10mg 每日一次 | 者进行适当的监测 |

## 8. 胰高血糖素样肽 -1 受体激动剂(GLP-1RAs)

包括贝那鲁肽、艾塞那肽、利司那肽、利拉鲁肽、度拉糖肽、洛塞那肽、司美格鲁肽。GLP-1RAs 类相关的药物相互作用见表 3-20。

表 3-20　GLP-1RAs 类相关的药物相互作用

| 药品类别 | 使之降糖作用增强的药物 | 药物相互作用潜在不良后果 |
|---|---|---|
| GLP-1RAs | DPP-4i:GLP-1RAs 具有高度的保护作用,可防止其被 DPP- 酶降解失活。暴露水平增加可能会增强 GLP-1RAs 对血糖水平的影响 | 1.药物延缓胃排空作用可减少口服药物的吸收程度和速度。对正在口服需快速通过胃肠道吸收药物的患者,使用该类药物时应该谨慎<br>2.对浓度依赖型抗菌药物,建议患者在注射本品前至少 1 小时服或至少 4 小时服用这些药物<br>3.如果合并用药需要与食物同服,应建议患者在本品注射的间隔,与膳食或点心同时服用<br>4.对于一些延长释放制剂,由于胃部停留时间延长所致的释放增加可能会略增加药物暴露 |

| 药品类别 | 使之降糖作用增强的药物 | 药物相互作用潜在不良后果 |
|---|---|---|
| GLP-1RAs | | 5. 对含有胃降解敏感成分的抗胃溶作用的制剂，应在利司那肽注射前 1 小时或注射后 4 小时使用<br>6. 建议对接受华法林和 / 或香豆素衍生物治疗的患者频繁监测 INR<br>7. 在未进行配伍禁忌研究的情况下，本品不得与其他药品混合。添加的物质可能会导致该类药物的降解 |

### 9. 胰岛素

胰岛素类相关的药物相互作用见表 3-21。

表 3-21　胰岛素类相关药物相互作用

| 药品类别 | 使之降糖作用增强的药物 | 使之降糖作用减弱的药物 | 药物相互作用潜在不良后果 |
|---|---|---|---|
| 胰岛素 / 胰岛素类似物 | 口服降糖药，GLP-1RAs、MAOI，非选择性 β 受体拮抗剂，ACEI，血管紧张素 II 受体阻断剂、水杨酸盐，合成类固醇和磺胺类药物、四环素、喹诺酮类、α 受体拮抗剂、甲氨蝶呤、非甾体消炎药、氯喹、奎尼丁、奎宁、 | 1. 联合使用可能会使降糖作用减弱的药物: 口服避孕药，利尿剂、糖皮质激素类，雌激素（包括口服避孕药）、甲状腺激素，拟交感神经类药物，生长激素、达那唑、苯妥英钠、肾上腺素、异烟肼、吩噻嗪类、$\beta_2$ 受体激动剂（如沙丁胺醇、特普他林）、胰高血糖素、钙通道阻滞剂、可乐定、肝 | 1. β 受体拮抗剂会掩盖低血糖的症状和延缓其恢复的时间<br>2. 奥曲肽和兰瑞肽可能增加或者减少胰岛素的需要量<br>3. 酒精可以加剧或者缩短胰岛素导致的低血糖作用<br>4. 胰岛素制剂中加入其他药物可导致胰岛素的降解，如含有巯基或亚硫酸盐的药物<br>5. 当噻唑烷二酮类 |

| 药品类别 | 使之降糖作用增强的药物 | 使之降糖作用减弱的药物 | 药物相互作用潜在不良后果 |
|---|---|---|---|
| 胰岛素/胰岛素类似物 | 溴隐亭、氯贝特、酮康唑、锂、甲苯咪唑、吡多辛、茶碱、丙吡胺、贝特类、氟西汀、己酮可可碱、丙氧芬、普兰林肽、生长抑素类似物（如奥曲肽） | 素、$H_2$受体拮抗剂、大麻、吗啡、尼古丁、磺吡酮、二氮嗪、蛋白酶抑制剂和非典型抗精神病药（如奥氮平和氯氮平）<br>2. 烟草可通过释放儿茶酚胺而拮抗胰岛素的降血糖作用，吸烟还能减少皮肤对胰岛素的吸收，所以正在使用胰岛素治疗的吸烟患者突然戒烟时，应观察血糖变化，考虑是否需适当减少胰岛素用量 | 药物与胰岛素合用时，己有充血性心力衰竭的病例报告，特别是在具有发展为充血性心力衰竭的危险因素的患者中使用时。如果合用，应观察患者的充血性心力衰竭、体重增加、水肿的体征和症状。如果出现任何心脏症状的恶化，请停止使用噻唑烷二酮类药物<br>6. 速效胰岛素类似物、中效胰岛素及长效胰岛素、胰岛素混悬液不能用于静脉输液 |

# 第二节　患者用药交待

　　药物治疗是糖尿病患者疾病控制的有效手段，但由于对疾病或药物的认识受限、用药依从性较差、药物不良反应的发生等多种因素的影响，患者可能会因出现用药方面的问题而影响治疗效果。因此，有必要对糖尿病患者进行药物使用指导和健康教育，加强用药知识宣教，提高患者的规范用药意识及依从性。非胰岛素类药物的患者用药教育见表 3-1 至表 3-8，本节主要讲述胰岛素（涉及特殊装置）的患者用药交待内容。

# 一、胰岛素给药方法

## （一）胰岛素装置的种类与使用方法

### 1. 胰岛素专用注射器

不同浓度的胰岛素要使用合适的注射器（如 U-40、U-100），胰岛素注射器使用的最短针头是 6mm。

### 2. 使用方法及注意事项

① 抽取胰岛素前，先用注射器吸入体积与胰岛素剂量相当的空气，然后将空气注入胰岛素瓶内，从而使胰岛素更易抽取。② 若注射器内有气泡，可轻轻敲打注射器针筒使气泡积聚到注射器上部的药液表面，然后推动内塞排出气泡。③ 与胰岛素注射笔不同，注射器内塞推压到位即可拔出，无需在皮下停留 10 秒。④ 注射器只能一次性使用。

### 3. 胰岛素注射笔

胰岛素注射笔可分为胰岛素预充注射笔和笔芯

可更换的胰岛素注射笔。胰岛素预充注射笔是一种预充一定体积（如3ml∶300U，1.5ml∶450U）胰岛素的一次性注射装置，无需更换笔芯，用完后废弃。笔芯可更换的胰岛素注射笔由注射笔和笔芯两部分构成，笔芯中的胰岛素一旦用完，需要更换新的笔芯，而注射笔可重复使用。

注射针头：① 注射笔用针头的规格有：4mm×0.23mm（32 G）、5mm×0.25mm（31 G）、8mm×0.25mm（31 G）和12.7mm×0.33mm（29 G）等。选择针头长度需根据个体需要、个体体型、生理特点和胰岛素类型而定。通常针头越短，安全性越高，患者耐受性越好。② 4mm针头最安全，适合成人和儿童，可以不分年龄、性别和体质指数（BMI）。因为手抖或其他障碍无法握住4mm针头的患者，建议使用更长的针头；③ 使用6mm及以上长度的针头在上臂注射时，必须由他人协助捏皮注射；④ 在四肢或脂肪较少的腹部注射时，无论针头长短，都建议捏皮注射或者45°角倾斜注射；⑤ 注射时应避免按压皮肤使之出现凹陷，防止针头刺入过深而将药品注射入肌肉组织；⑥ 对于儿童、青少年和过瘦的患者，针头尽可能选择短型，捏皮、垂直或倾斜进针，以避免注射至肌肉组织；⑦ 对于肥胖患者，4mm针头安全有效，5mm亦可以接受。

### 4.胰岛素泵

胰岛素泵是采用人工智能控制的胰岛素输入装置，通过持续皮下胰岛素输注（CSII）的方式，模拟人体胰岛素的生理分泌模式。胰岛素泵对使用者的要求较高：需能够进行自我血糖监测，有良好的生活自理能力和控制血糖的主动性，有一定的文化知识、理解能力和经济能力。

### 5.高压注射器

是一种利用高压而将胰岛素迅速注射到皮下的装置，无需针头，对惧怕针头而又需注射胰岛素的病人是一较好的选择，但这种装置价格昂贵，瘦弱的病人可能会因高压而出现皮肤青肿的情况，而且每2周要拆洗一次，拆洗安装过程过于复杂，且需要更换配套零件，因此尚未能普遍使用。

## （二）胰岛素注射时间

### 1.给药时间

所有胰岛素均可采取皮下注射给药，根据胰岛素生产厂家配置，选择对应的胰岛素注射笔及注射针头。速效胰岛素（包括含速效胰岛素的预混胰岛素）紧邻餐前或餐后立即注射，短效胰岛素（包括含短效胰岛素的预混胰岛素）餐前15~30分钟注射。基础胰岛素（中长效胰岛素）一般睡前给药，或于一天内任何固定时间给药。

**2. 胰岛素泵**

胰岛素泵内一般装入的胰岛素为餐时胰岛素，包括基础量与餐时量两部分，餐时量于餐前即时调泵给药，基础量根据激素分泌的节律性特点进行预先设置。

## （三）胰岛素常用注射部位

### 1. 注射部位选择

胰岛素注射主要选择以下 4 个部位：① 腹部，即耻骨联合以上约 1cm，最低肋缘以下约 1cm，脐周 2.5cm 以外的双侧；② 双侧大腿前外侧上 1/3 部；③ 双侧臀部外上侧；④ 上臂外侧的中 1/3。

### 2. 根据胰岛素种类选择注射部位

① 超短效（速效）胰岛素类似物吸收速率不受吸收部位的影响，适合在身体的任何注射部位进行皮下注射；② 短效胰岛素在腹部皮下的吸收速度较快，建议首选腹部注射；③胰岛素在大腿和臀部的吸收速度较慢，因此基础胰岛素的首选注射部位是大腿和臀部；④ 为降低夜间低血糖风险，单独使用中效胰岛素应尽量在睡前给药，避免在晚餐时给药；⑤ 对于接受长效胰岛素皮下注射后进行运动的患者，必须给予低血糖相关知识的教育；⑥ 早餐前注射常规的预混胰岛素时首选腹部皮下，以加快常规（短效）胰岛

素的吸收，便于控制早餐后的血糖波动；⑦ 晚餐前注射预混胰岛素时首选臀部或大腿皮下，以延缓中效胰岛素的吸收，减少夜间低血糖的发生。

## 二、胰岛素使用过程中风险点及处理

人胰岛素及其类似物是糖尿病治疗中的常用药物。由于其自身特点，存在较高的潜在不良反应及用药错误发生风险，且市场上常用的制剂通用名、商品名相近，包装相似，剂型多样，属于典型的"看似 /听似"药品，也属于高警示药品管理品种，将胰岛素使用过程中可能出现的风险点、出现后带来的后果及处理建议总结如表 3-22。

表 3-22　胰岛素使用过程中风险点及处理

| 风险点 | 不良后果 | 处理建议 |
|---|---|---|
| 注射器材选择或使用不当 | 笔芯和注射笔用针头连接处的漏液 | 保证针头与胰岛素笔的兼容性；在拧紧或旋上针头前先确保针头对准轴位；针头应垂直刺穿笔芯隔离塞 |
| | 针尖漏液 | 使用具有更宽内径的针头；推注完毕后针头在皮下停留 10 秒后原路拔出；针头停留时间长短存在个体差异，需鼓励患者自行摸索；使用大剂量胰岛素时建议拆分为多次注射 |
| | 注射疼痛 | 建议选择更短、更小直径、更小穿透力的针头；不重复使用针头 |
| | 传染性疾病的传播 | 不能共用胰岛素笔、笔芯及药瓶，一人一笔 |

| 风险点 | 不良后果 | 处理建议 |
|---|---|---|
| 注射器材选择或使用不当 | 剂量不准确 | 胰岛素笔：注射前，为保证药液通畅并消除针头死腔，可按厂家说明书推按注射笔按钮，确保至少一滴药液挂在针尖上；为防止空气或其他污染物进入笔芯和药液渗漏，影响剂量准确性，注射笔的针头在使用后应废弃，不得留在注射笔上；<br>胰岛素泵：胰岛素泵输注管路配合胰岛素泵将胰岛素输送至皮下组织，注射笔用针头长度的选择标准同样适用于胰岛素泵输注管路导管长度的选择。短导管有助于降低刺入肌肉的风险。有证据支持超过 9mm 的输注管路导管针头可能会增加刺入肌肉的风险，尤其是在脂肪组织较少的部位。管路应在 72 小时内进行更换；当发生不明原因的血糖波动时应怀疑胰岛素输注发生了液流中断现象，应考虑更换导管 |
| 注射技术存在问题 | 脂肪增生 | 将腹部推荐的注射范围等分四个区域，大腿或臀部可等分为两个等分区域；每周使用一个等分区域，并且一直按照顺时针方向轮换；在同一个等分区域内注射时，每次注射与上一次注射的部位应间隔至少 1cm，大约一个成人手指的宽度；避免在 1 个月内重复使用同一注射点 |
| | 脂肪萎缩 | 改变胰岛素剂型、改变注射部位或换为使用胰岛素泵 |
| | 注射疼痛 | 避免在体毛根部注射；酒精消毒皮肤待干后注射；针头刺入皮肤需平滑进入非猛戳；大剂量胰岛素应拆分注射或提高胰岛素浓度 |

| 风险点 | 不良后果 | 处理建议 |
|---|---|---|
| 注射技术存在问题 | 出血和淤血 | 注射部位的出血或淤血并不影响胰岛素的吸收和治疗效果。当频繁发生或过度出血或淤血时，需要仔细评估注射技术，并确认是否存在凝血功能障碍或使用抗凝药物 |
| | 剂量不准确 | 注射笔在完全按下拇指按钮后，应在拔出针头前至少停留10秒，从而确保药物全部被注入体内，同时防止药液渗漏。剂量较大时，有必要超过10秒；注射笔用针头垂直完全刺入皮肤后，才能触碰拇指按钮。之后，应当沿注射笔轴心按压拇指按钮，不能倾斜按压 |
| 胰岛素储存不当 | 胰岛素失效 | 没有开封的胰岛素，在2~8℃冰箱冷藏室中保存，不要贴壁，要放在冰箱门上，不宜冷冻。已经开封的正在使用的胰岛素，可以在室温下（不超过28℃）进行保存，远离光源，开封后胰岛素有效期根据不同胰岛素说明书规定，一般不超过1个月。当室温较高时（如超过30℃），可再次放回冰箱储存，但注意胰岛素不要反反复复在冷热环境中进行交替，否则会对胰岛素的生物学效应造成一定的影响。需要携带胰岛素进行长途旅行的患者，如乘飞机时不要托运，最好将胰岛素随身携带。在携带的时候也可以使用冰袋，尽量不让胰岛素在过高的温度下存放，以免导致失效 |
| 剂量错误 | 血糖波动 | 胰岛素种类繁多，注射前需明确胰岛素种类，短效、中效及长期胰岛素给药频次、给药时间不同，预混胰岛素使用前需看清胰岛素笔上数字，摇匀后使用 |

# 三、胰岛素方案转换及剂量调整

对于 2 型糖尿病患者，尽管接受口服药物治疗及生活方式干预，但大部分 T2DM 患者胰岛 B 细胞功能仍随病程进展逐渐恶化，故及时启动胰岛素治疗能减轻胰岛 B 细胞负荷，解除高糖毒性，改善胰岛素抵抗，保护残存的 B 细胞功能。将胰岛素方案转换及剂量调整总结见表 3-23。

表 3-23　胰岛素方案转换及剂量调整

| 降糖方案 | 适用人群 | 胰岛素起始方法 | 胰岛素调整方法 |
|---|---|---|---|
| 口服降糖药或 GLP - 1RAs 联合基础胰岛素方案 | 高血糖（FPG > 11.1mmol/L 或 HbA1c > 9%）或伴明显高血糖症状的新诊断 2 型糖尿病患者，使用 1 种及以上口服降糖药或使用最大耐受剂量的 GLP-1 受体激动剂（联合或不联合口服降糖药）规范治疗 3 个月以上，HbA1c 仍未达标，尤其空腹血糖偏高的患者 | 通常 0.1~0.3U/（kg·d）起始基础胰岛素；HbA1c > 8% 者，0.2~0.3U/（kg·d）起始；BMI ≥ 25kg/m$^2$ 者，0.3U/（kg·d）起始 | 根据 FPG 每周调整 2~6 U 基础胰岛素直至 FPG 达标；患者进行自我调整，推荐每 3 天调整 2 U 基础胰岛素直至 FPG 达标；使用甘精胰岛素的患者，可每天调整 1 U 直至 FPG 达标 |

| 降糖方案 | 适用人群 | 胰岛素起始方法 | 胰岛素调整方法 |
|---|---|---|---|
| 基础胰岛素联合餐时胰岛素 | HbA1c > 9.0% 或 FPG > 11.1mmol/L 伴或不伴明显高血糖症状的新诊断 2 型糖尿病患者，需短时间纠正高血糖的患者 | 推荐住院接受短期胰岛素强化治疗，根据 0.3~0.5U/kg 估算总量，50% 为基础胰岛素，50% 为餐时胰岛素，三餐平均分配 | 优先调整基础胰岛素至 FPG 达标，再调整餐时胰岛素；根据 FPG 值，增加基础剂量 1~4 U 或 10%~20%；根据下一餐前血糖值，增加餐时剂量 1~2 U 或 10% |
| | 基础胰岛素联合口服降糖药和 / 或 GLP-1RAs 规范治疗 3 个月后，FPG 达标，HbA1c 仍未达标患者 | 基础胰岛素维持原剂量，主餐 / 早餐前予餐时胰岛素 4~6 U | 根据下一餐前血糖值，每周调整 1~2 次餐时胰岛素。每次调整 1~2 U 或 10%~15%，直至下一餐的餐前血糖达标，根据每 3~6 个月 HbA1c 结果，可逐渐增至 2~3 次餐时胰岛素治疗 |
| 预混胰岛素方案向基础胰岛素方案的转换 | 转换为基础胰岛素联合口服药方案：接受 1~2 次预混胰岛素治疗，血糖控制不佳或频繁发作低血糖或对每日 2 次注射依从性差的患者 | 可依据血糖水平设定为总胰岛素剂量的 60%~80% 作为基础胰岛素起始剂量 | 在医生指导下，根据 FPG 每周调整 2~6 U 基础胰岛素直至 FPG 达标 患者进行自我调整，推荐每 3 天调整 2U 基础胰岛素直至 FPG 达标 使用甘精胰岛素的患者，可每天调整 1 U 直至 FPG 达标 优先调整基础胰岛 |

| 降糖方案 | 适用人群 | 胰岛素起始方法 | 胰岛素调整方法 |
|---|---|---|---|
| 预混胰岛素方案向基础胰岛素方案的转换 | 转换为基础联合餐时胰岛素方案：接受 2~3 次预混胰岛素治疗，血糖控制不佳或频发低血糖的患者 | 按照目前总剂量的 40%~50% 作为基础胰岛素起始，余量作为餐时胰岛素，三餐平均分配 | 素至 FPG 达标，再调整餐时胰岛素 根据 FPG 值，增加基础剂量 1~4 U 或 10%~20% 根据下一餐前血糖值，增加餐时剂量 1~2U 或 10% |
| 其他胰岛素方案向胰岛素泵转换 | 血糖波动较大，胰岛功能较差或患者接受 4 针胰岛素治疗存在困难 | 总剂量的 50% 为基础输注量，50% 为餐前大剂量；年轻的患者可采用基础输注量 40%，餐前大剂量 60% 的方法来分配。餐前大剂量按照三餐 1/3，1/3，1/3 分配 | 胰岛素剂量调整的原则是根据自我血糖或动态血糖监测结果进行动态调整。①空腹血糖低：降低夜间基础输注率；②中晚餐前血糖低：降低餐前基础输注率或减少前一餐的餐前大剂量；③三餐后血糖低：减少餐前大剂量；④夜间血糖低：调整低血糖时段的基础输注率或减少晚餐前大剂量 |

## 四、用药过量的防范与处理

本章所述及的"用药过量"，除单个品种的用药剂量超过推荐剂量之外，也包括同类药品及相同作用机制药品的联合用药导致不良反应叠加的情况。

## （一）用药过量的防范

目前，对于如何防范降糖药物用药过量，药品说明书中均未描述。药物过量的防范，需要医院与患者及患者家庭加强合作。

1. 利用信息化手段杜绝处方开具及调配错误。2018年6月29日，国家卫生健康委员会办公厅等三部门联合印发了《医疗机构处方审核规范》，明确指出所有处方均应当经药师审核通过后方可进入划价收费和调配环节，未经审核通过的处方不得收费和调配。各级医疗机构相继引入处方/医嘱前置审核系统，通过设置规则对超给药剂量的处方进行拦截，从源头杜绝用药过量处方的开具。药房则可以通过自动摆药等信息化手段降低药品调剂差错率，避免同种药品不同规格调配错误。

2. 严格掌握口服降糖药物的最大给药剂量，部分药品普通制剂和缓控释制剂的最大给药剂量存在差异，在更换剂型时，尤其需要注意。例如：二甲双胍的最大给药剂量，普通剂型为2550mg/d，缓释剂型为2000mg/d；格列吡嗪的最大给药剂量，普通剂型为30mg/d，缓控释剂型为20mg/d；格列齐特的最大给药剂量，普通剂型为320mg/d，缓释剂型为120mg/d。

3. 多种降糖药物联合使用时，应避免作用机制类似药物的联用，如磺脲类（包括消渴丸）和格列奈类降糖药，均具有促进胰岛素分泌的功能，不建议联合使用。

4. 单方制剂与复方制剂联用时，要注意复方制剂的组成成分是否有重复及药物含量是否超量。

5. 关注药物相互作用：尤其是能够增加降糖效应的药物，如单胺氧化酶抑制剂、水杨酸类、奎尼丁类、血管紧张素转换酶抑制剂、β受体拮抗剂、酒精等。全面了解患者正在使用的药物，避免因药物相互作用引起的药物过量。

6. 优化降糖方案，尽量减少注射用降糖药物的种类，避免因患者依从性较差导致重复用药或漏用药物事件的发生。患者家属可结合患者生活方式，标记固定给药时间并设置给药提醒，防止漏服药物。

7. 关注特殊人群用药

（1）儿童及青少年糖尿病患者：未成年患者具有行为和饮食变异性较大，对低血糖感知较差等特点，更容易发生药物过量的现象，该类人群的血糖管理不止对患者本人的依从性要求更高，对家庭参与程度的要求也更高。

（2）老年患者：由于记忆能力和领悟能力较成年人降低，容易出现漏服、重复用药、不能按时用药等情况，尤其要严格掌握用法为一日多次给药的降糖药物的单次用量，应按次分剂量服用，切勿一次服用多次剂量。如某些患者将二甲双胍的一天量一次服用，认为一天量足够即可，也易造成安全问题。可采取家庭用分装式摆药盒、服药杯和二色服药卡等管理方式来减少用药差错。

（3）肝肾功能损害的患者：在药物选择及给药剂量等方面需要格外注意，按照药品说明书相关内容推荐，根据肝肾功能减退的程度，征求内分泌专科医生的意见，调整给药剂量或频次，并定期复查肝肾功能，以免引起药物蓄积，间接导致药物过量。

（4）妊娠患者：妊娠期机体对胰岛素的需求量存在变化，妊娠中晚期胰岛素的需求量较早期有所增加，妊娠 32~36 周时，胰岛素需求量达高峰，妊娠36 周后稍有下降。应根据个体血糖监测结果，及时调整胰岛素用量。

（5）围手术期患者：高血糖可造成围手术期感染发生率增加，伤口愈合延迟，住院时间延长，影响患者的远期预后；血糖控制过于严格则可能造成低血糖发生率增加。因此，围手术期患者需要根据病情变化不断地调整用药，配合饮食的变化，需要进行更加频繁的血糖监测，以有效并安全的控制血糖。

8. 严格遵循药品说明书中关于漏服的处理措施，避免因不当补服药品导致药物过量。根据《中国 2 型糖尿病诊治指南（2020 年版）》，当怀疑患者出现低血糖时，按流程图（图 3-1）进行处理。

## （二）用药过量的处理措施

### 1. 胰岛素过量处理

对于胰岛素药物过量没有特别的定义，但是，当患者使用胰岛素大大超过患者需要剂量时会发生不同程度的低血糖。处理措施主要包括以下两个方面：

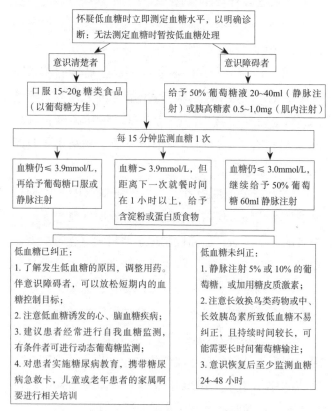

图 3-1　低血糖的诊治流程图
摘自：中国 2 型糖尿病防治指南（2020 年版）

（1）低血糖的处理流程如图 3-1 所示。

（2）如果发生低血钾症，必须进行适当纠正。

## 2. 口服降糖药过量处理

口服降糖药物用药过量时，主要是根据药品的作用机制和作用时间等因素进行处理，具体处理方式如表 3-24 所示。

表 3-24　口服降糖药物用药过量的处理

| 药物名称 | 用药过量的处理 |
| --- | --- |
| 二甲双胍 | 如果摄入危及生命用量的药物，应进行血液透析 |
| 磺脲类 | （1）低血糖处理：见图 3-1；<br>（2）如果摄入危及生命用量的磺脲类药物，应进行解毒（例如洗胃和药用炭）；<br>（3）透析可能不会取得明显效果 |
| 格列奈类 | （1）低血糖处理：见图 3-1；<br>（2）透析不是一个将其从血液中清除的有效方法 |
| TZD | 当出现 TZD 服药过量时，应根据患者临床症状、体征进行适当的支持治疗 |
| α- 糖苷酶抑制剂 | 当服用了过量的阿卡波糖时，在随后的 4~6 小时内要避免饮用或食用含碳水化合物的食物 |
| DPP-4i | 服用过量时，首先要根据患者的临床状态，给予适当的支持性治疗，包括从胃肠道中排出未被吸收的药物，采用临床监测（包括获取心电图），以及如有必要可采用支持治疗。是否需要进行血液透析或腹膜透析，需根据具体药物来判断 |
| 西格列汀 | （1）西格列汀可少量经透析清除。如果临床情况需要，可以考虑延长血液透析时间<br>（2）尚不清楚西格列汀是否能经腹膜透析被清除 |
| 沙格列汀 | 沙格列汀及其活性代谢物可以通过血液透析清除（4 小时清除 23% 药量） |

| 药物名称 | 用药过量的处理 |
|---|---|
| 维格列汀 | 维格列汀无法通过透析去除，但是其主要水解代谢产物可以通过透析去除 |
| 利格列汀 | 利格列汀不太可能通过血液透析或腹膜透析清除 |
| 阿格列汀 | （1）很少量的阿格列汀可被透析清除：在血液透析3小时后，约7%的阿格列汀被清除。因此，在过量时进行血液透析不太可能获益；<br>（2）尚不清楚阿格列汀是否可被腹膜透析清除 |
| SGLT2i | 服用过量时，首先要根据患者的临床状态，给予适当的支持性治疗，包括从胃肠道中排出未被吸收的药物，采用临床监测（包括获取心电图），以及如有必要可采用支持治疗。是否需要进行血液透析或腹膜透析，需根据具体药物来判断 |
| 达格列净 | 尚未研究通过血液透析清除达格列净 |
| 恩格列净 | 目前尚未研究通过血液透析去除恩格列净 |
| 卡格列净 | 4小时血液透析几乎未能清除本品，预计本品不能通过腹膜透析去除 |
| 艾托格列净 | 未描述，建议遵循其他SGLT-2i类药物的处理方式 |
| 恒格列净 | 目前尚未研究通过血液透析取出本品 |
| 其他 | |
| 桑枝总生物碱 | 未描述，建议遵循α-糖苷酶抑制剂的处理方式 |
| 西格列他钠 | 一旦发生药物过量，应根据患者的临床表现给予相应的支持治疗，包括但不限于去除肠道内未吸收的药物，进行临床监测和开始支持性治疗 |

### 3.GLP-1RAs 过量处理

如果患者使用的 GLP-1RAs 剂量超过需要量，可能发生胃肠道不良反应，反应包括重度恶心和重度呕吐。发生用药过量时，应根据患者的临床症状、体征给予相应的支持治疗。

# 五、药品漏服的处理

## （一）口服降糖药物

对于口服降糖药物出现漏服现象时的处理，大部分药品说明书中未进行描述，仅查到有 5 种药品做了具体说明，分别是格列美脲、格列齐特缓释片、吡格列酮、利格列汀和艾托格列净。具体内容见表3-25。

表 3-25　口服降糖药物漏服的处理

| 药品名称 | 药品漏服的处理 |
| --- | --- |
| 格列美脲片 | 如果漏服，不得通过之后服用更大剂量的药物来纠正 |
| 格列齐特缓释片 | 如某日忘记服用药物，第二日服药剂量不得增加 |
| 吡格列酮片 | 如漏服，次日不应加倍服药 |
| 利格列汀片 | 如漏服，建议患者在下次服药时不需服用双倍剂量 |
| 艾托格列净片 | 如果错过一次服药，患者应在想起后尽快服用。患者不得在同一天服用两次艾托格列净 |

对于药品说明书中没有明确描述药物漏服处理措施的，如果发生漏服，首先应该判断漏服是否会对病情造成影响，如可以利用血糖监测来判断是否需要补服。一般来讲，药物补服原则如下。

1.每天一次给药的药物，当天发现漏服，应在想起时立即补服，如果次日想起，则无需补服，更不需要加倍服用，维持正常的时间和剂量即可。

2.一天服用多次的药物，需要考虑用药的时间间隔。是否补服药品需要因药品而异。

3.对于主要药理作用为降低餐后血糖的药物，一般要求餐前立即或餐时给药，该类药物如果在饭中或饭后立即想起忘记服药，可立即补服一次；如果在下一餐前才想起忘记服药，则不建议通过服用双倍剂量的药物来弥补之前的漏服剂量。尤其需要注意的是α-糖苷酶抑制剂，该类药物主要是通过延缓碳水化合物的吸收来降低血糖，如果错过进食时间，则不建议补服。

总之，漏服降糖药物后，切不可在血糖情况不明的情况下，盲目的加倍服用来弥补之前的漏服剂量。

## （二）胰岛素制剂漏用的处理措施

根据起效时间和作用时间的不同，胰岛素制剂漏用时的处理措施有细微的不同，如表3-26所示。

## （三）GLP-1RAs漏用的处理措施

目前，国内上市的GLP-1RAs共有8种单方制

剂和一种胰岛素 +GLP-1RA 的复合制剂，除贝那鲁肽注射液和利拉鲁肽注射液未对其药物遗漏给药的处理措施做出描述外，其他药物均有具体说明（表3-27）。

## 六、过期药品处置

糖尿病患者长期用药，常备药品具有种类多、贮存数量较多的特点，容易发生药品过期的情况。口服降糖药物，需要定期检查药品有效期，保证药品在有效期内使用，一旦超过有效期，药品可能发生变质，是不能继续服用的。对于注射类的降糖药物，除了要关注药品有效期，还应关注药物开启后的使用效期。大多注射类的降糖药物开启后，可放置于室温（25~30℃），避免高温和阳光照射，保存不超过 4~6周，超过使用效期，即使还有没有用完的药液，也应弃用。

发现过期药物，可以通过以下几种方式进行处理：

1. 医疗机构中，出现过期药品，按照《中华人民共和国药品管理法》统一进行处理。

2. 家庭药箱中过期药品处理方法

（1）地方政府设立家庭过期药品集中投放点的，可将家庭过期药品集中投放至政府指定过期药品回收点，再集中进行无害化处理，以减少对环境产生的危害。

（2）依据我国《国家危险废物名录》(2021年版)的分类，超过有效期的药品，属于废药品。"废药品及其包装物"按有害生活垃圾回收，家庭过期药品破坏药品包装盒后，随生活垃圾分散丢弃、分类回收。

①口服降糖药：撕毁药品包装及标签，抠出药片后，作为有害垃圾，抛入垃圾桶；或者将药物粉碎后，用水溶解，排放到下水道或者是便池内。

②注射类降糖药：撕毁药品包装及标签，将余液排入下水道后，将一次性注射用笔、西林瓶等作为有害垃圾经封闭容器（如纸盒、矿泉水瓶等）包装后，抛入垃圾桶。

表3-26　胰岛素制剂漏用的处理措施

| 类别 | 药品名称 | 药物漏用的处理措施 |
|------|----------|-------------------|
| 速效人胰岛素类似物 | 门冬胰岛素、赖脯胰岛素、谷赖胰岛素 | 速效制剂，一般需要每天≥1次的给药，建议餐前即时给药，如果餐前忘记给药，建议餐后立即给药。但是不建议患者以增加下次给药剂量的方式来弥补之前漏下的剂量 |
| 短效人胰岛素 | 普通胰岛素、生物合成人胰岛素和基因重组人胰岛素 | 短效制剂，一般需要每天≥1次的给药，建议餐前15分钟给药，如果餐前忘记给药，建议餐后立即给药。但是不建议患者以增加下次给药剂量的方式来弥补之前漏下的剂量 |

| 类别 | 药品名称 | 药物漏用的处理措施 |
|---|---|---|
| 中效人胰岛素 | 低精蛋白锌胰岛素、精蛋白生物合成人胰岛素和精蛋白重组人胰岛素 | 中效制剂，一般建议餐前 1 小时给药，不建议患者以增加下次给药剂量的方式来弥补之前漏下的剂量 |
| 预混人胰岛素类似物 | 德谷 / 门冬双胰岛素 | 可灵活变动给药时间，只要随主餐给药即可。如果忘记给药，建议在当天下一次主餐时补充漏掉的剂量，此后恢复平时的给药方案。不可为了弥补遗漏剂量而进行额外给药 |
| 预混人胰岛素 | 低预混人胰岛素（预混人胰岛素 30R 或 70R/30R）、中预混人胰岛素（预混人胰岛素 50R）、预混赖脯胰岛素 25R、预混赖脯胰岛素 50R、预混门冬胰岛素 30R、预混门冬胰岛素 50R | 该类胰岛素因含有速效 / 短效胰岛素的成分，一般是在餐前即时或餐前 15 分钟给药，如果餐前忘记给药，建议餐后立即给药。但是不建议患者以增加下次给药剂量的方式来弥补之前漏下的剂量 |
| 长效人胰岛素 | 精蛋白锌胰岛素 | 对于漏掉一剂给药的患者，应检测血糖并恢复常规的每天一次给药方案，不能通过注射双倍剂量来补上漏掉的一剂 |
| 长效人胰岛素类似物 | 地特胰岛素 | 对于漏掉一剂给药的患者，应检测血糖并恢复常规的每天一次给药方案，不能通过注射双倍剂量来补上漏掉的一剂 |
| | 甘精胰岛素 | 每天一次任意时间给药，但需在每天同一时间皮下注射。对于漏掉一剂给药的患者，应检测血糖并恢复常规的每天一次给药方案，不能通过注射双倍剂量来补上漏掉的一剂 |

糖尿病治疗用药风险管理手册

| 类别 | 药品名称 | 药物漏用的处理措施 |
|------|----------|-------------------|
| 长效人胰岛素类似物 | 甘精胰岛素 U300 | 给药时间较为灵活，一般固定时间给药，在需要时，可在常规给药时间前后 3 小时内皮下注射。对于漏掉一剂给药的患者，应检测血糖并恢复常规的每天一次给药方案，不能通过注射双倍剂量来补上漏掉的一剂 |
| | 德谷胰岛素 | 每日一次，最好在每天相同时间给药。如果遇到不可能在每天相同时间给药的情况，本品可灵活变动胰岛素给药时间。应确保相邻两次注射之间至少间隔 8 小时。建议忘记给药的患者在发现时立即给药，此后继续常规的每日一次给药方案 |

表 3-27　GLP-1RA 漏用的处理措施

| 类别 | 药品名称 | 药物漏用的处理措施 |
|------|----------|-------------------|
| 短效 | 艾塞那肽注射液 | 每天两次，早晚餐前或每天的 2 顿主餐前 60 分钟内皮下注射，两次注射间隔时间 6 小时，不建议在餐后注射。如果漏用，应在下次预定用药时按照常规计划注射 |
| | 贝那鲁肽注射液 | 每日三次，餐前 15 分钟皮下注射，说明书中未描述其漏用的处理措施。如果漏用，不建议在下一餐前给予双倍剂量 |
| | 利司那肽注射液 | 每日任何一餐前 1 小时内皮下注射，如果遗漏了一次给药，应在下一餐前 1 小时注射 |
| 长效 | 利拉鲁肽注射液 | 每天一次给药，应选择每天最为方便的时间皮下注射。说明书中未描述其漏用的处理措施。推荐每天固定时间给药，如果遗漏给药，应在想起时尽快给药，但是不建议次日双倍给药 |

| 类别 | 药品名称 | 药物漏用的处理措施 |
|---|---|---|
| 长效 | 注射用艾塞那肽微球；度拉糖肽注射液；聚乙二醇洛塞那肽注射液 | 每周一次给药，发生遗漏给药时，需通过遗漏时间来判定处理措施：<br>（1）如果距下一次预定给药时间至少为3天（72小时），应尽快补充给药；<br>（2）如果距下一次预定给药时间少于3天（72小时），应放弃这次机会，且按照预期进行下一次计划给药；<br>（3）相邻两次给要间隔至少3天（72小时），改变给药计划后应重新调整注射时间表；<br>（4）若需要，只要距上一次给药超过3天（72小时），可改变每周给药的日期 |
| | 司美格鲁肽注射液 | 每周一次给药。如发生遗漏给药，应在遗漏用药后5天内尽快给药。如遗漏用药已超过5天，则应略过遗漏的剂量，在正常的计划用药日接受下一次用药。在每种情况下，患者均应恢复每周一次的规律给药计划 |

## 第三节 超说明书用药管理

超说明书用药也称药品未注册用法（off-label uses，unlabeled uses，out of label usage or outside of labeling），其表现包括超适应证、超剂量、超疗程、超适用人群及改变说明书中规定的用药途径与用药间隔时间等。

药品说明书是经过严格的临床试验，并经过药品监督管理部门审核通过，具有重要法律地位的用药依据。但临床实践中，由于药品说明书内容的局限性及修订的滞后性，临床超说明书用药往往难以避免，某些情况下超说明书用药甚至是患者获得救治的唯一选择。

## 一、超说明书用药管理要点

《中华人民共和国医师法》（2022年版）第二十九条规定：医师应当坚持安全有效、经济合理的用药原则，遵循药品临床应用指导原则、临床诊疗指南和药品说明书等合理用药。在尚无有效或者更好治疗手段等特殊情况下，医师取得患者明确知情同意后，可以采用药品说明书中未明确但具有循证医学证据的药品用法实施治疗。医疗机构应当建立管理制度，对医师处方、用药医嘱的适宜性进行审核，严格规范医师用药行为。

从以上规定中可以看出，超说明书用药管理主要包括两个层面的要点。

### （一）医师层面

医师只有在同时满足以下3个要点时才可以超说明书用药。

（1）尚无有效或者更好治疗手段等特殊情况；

（2）医师取得患者明确知情同意；

（3）具有循证医学证据的药品用法。

## （二）医疗机构层面

医疗机构应加强对医师超说明书用药行为的管理，管理要点包括：

（1）建立超说明书用药管理制度；

（2）对医师处方、用药医嘱的适宜性进行审核，严格规范医师用药行为。

# 二、超说明书用药风险点及管控措施

糖尿病治疗药品超说明书用药的风险点主要包括适应证、适用人群、联合用药等方面。糖尿病治疗药品超说明书用药风险的管控措施主要包括：严格控制超说明书用药的范围、明确的知情同意、加强用药适宜性审核等。具体的用药风险点及管理措施见表3-28。表3-29中列出了糖尿病治疗药品临床常见超说明书用药的推荐（适应证批准单位为国家药品监督管理局，批准日期截至2020年12月30日）。

MICROMEDEX 数据库是由美国 Thomson Healthcare 制作的数据库，是业内公认的权威事实型临床医药知识数据库，其内容是由医药学专家针对全世界 2000 余种医药学期刊文献进行分类、收集、筛选后，按照临床应用的需求，编写为基于实证的综述文献，直接提供给专业人士使用。目前世界上已有超过 90 个国家、9000 多个医疗机构、药学院、医药大学、医药研究单位、药厂使用此数据库。MICROMEDEX 药品咨询数据库可用于查找国家药品监督管理局未批准的药品超说明书用法、证据来源、证据等级和有效性等级，是超说明书用药评价体系的重要循证工具。MICROMEDEX 数据库没有收载的以及原研药药品说明书亦未增加的超说明书用药，其证据等级与有效性等可根据 Thomson 分级定义进行判定。Thomson 分级详见表 3-30。

表 3-28　超说明书用药风险点及管控措施

| 风险点描述 | 风险管控措施 | 参考文献 |
|---|---|---|
| 超适应证用药 | 1.确保说明书时效性：糖尿病治疗药物临床应用须遵循药品说明书，不能随意超说明书用药，应当保证药品说明书的时效性；<br>2.严格管理药品使用：在尚无更好治疗手段等特殊情况下，医疗机构应对药品说明书中未明确、但具有循证医学证据的药品用法进行严格管理；特殊情况超说明书使用须充分遵循患者知情同意原则； | 1.《中华人民共和国医师法》；<br>2.《超药品说明书用药中患者知情同意权的保护专家共识》（广东省药学会）；<br>3.《山东省超药品说明书用药专家共识》（2021 年版）；<br>4.《超说明书用药专家共识》（中国药理学会治疗药物监 |
| 超适用人群用药 | | |

| 风险点描述 | 风险管控措施 | 参考文献 |
|---|---|---|
| 超说明书联合用药 | 3. 建立临床合理用药管理制度，对医师处方或医嘱的用药适宜性进行审核，严格规范医师用药行为 | 测研究专业委员会药品风险管理学组） |

表 3-29 糖尿病治疗药品临床常见超说明书用药目录

（适应证批准截至 2020 年 12 月 30 日）

| 通用名 | 超说明书类型 | 参考文献 | Micromedex 的 Thomson 分级 | | |
|---|---|---|---|---|---|
| | | | 有效性 | 推荐等级 | 证据强度 |
| 吡格列酮 | 超适应证：糖尿病预防 | 1. 美国 FDA 未批准吡格列酮用于成人糖尿病预防；2.《2014 中国成人 2 型糖尿病预防的专家共识》 | Ⅱa | Ⅱb | B |
| 罗格列酮 | 超适应证：糖尿病预防 | 1. 美国 FDA 未批准罗格列酮用于成人糖尿病预防；2.《2014 中国成人 2 型糖尿病预防的专家共识》 | Ⅱa | Ⅱb | B |
| 二甲双胍 | 超适应证：多囊卵巢综合征 | 1. 美国 FDA 未批准盐酸二甲双胍用于治疗成人多囊卵巢综合征；2. 美国内分泌学会（ENDO）：多囊卵巢综合征诊疗指南（2013）；3. 中华医学会妇产科学会《临床诊疗指南·妇产科分册》 | Ⅱa | Ⅱb | B |

144

糖尿病治疗用药
风险管理手册

| 通用名 | 超说明书类型 | 参考文献 | Micromedex 的 Thomson 分级 | | |
|---|---|---|---|---|---|
| | | | 有效性 | 推荐等级 | 证据强度 |
| 二甲双胍 | 超适应证：糖尿病预防 | 1. 美国 FDA 未批准二甲双胍用于预防糖尿病；2. 2022 年美国 ADA 糖尿病医学诊疗标准；3. 中华医学会糖尿病学分会《中国 2 型糖尿病防治指南》（2020版）；4. 母义明，纪立农等.《二甲双胍临床应用专家共识》（2018版）；5. 中国糖尿病前期临床干预专家组.《中国糖尿病前期临床干预专家共识》（2019） | Ⅱa | Ⅱb | B |
| | 超适应证：妊娠期糖尿病（胰岛素抵抗重、胰岛素剂量大患者） | 1. 美国 FDA 未批准二甲双胍用于治疗妊娠期糖尿病；2. 中华医学会糖尿病学分会《中国 2 型糖尿病防治指南》（2020版）；3. 2018 母胎医学会（SMFM）声明：妊娠糖尿病的药物治疗；4. 2015 国际妇产科联合会（FIGO）Initiative on gestational diabetes mellitus： | Ⅱa | Ⅱb | B |

| 通用名 | 超说明书类型 | 参考文献 | Micromedex 的 Thomson 分级 | | |
|---|---|---|---|---|---|
| | | | 有效性 | 推荐等级 | 证据强度 |
| 二甲双胍 | 超适应证：妊娠期糖尿病（胰岛素抵抗重、胰岛素剂量大患者） | A pragmatic guide for diagnosis, management and care; 5.2017 美国妇产科医师学会（ACOG）: Clinical Management Guidelines for Obstetrician-Gynecologists G | Ⅱa | Ⅱb | B |
| 利拉鲁肽 | 超适应证：治疗 BMI > 25kg/m² 合并至少 1 项肥胖并发症的患者；或者 BMI > 30kg/m² 的单纯性肥胖者 | 1. 美国 FDA 已批准利拉鲁肽用于治疗 BMI > 25kg/m² 合并至少 1 项肥胖并发症的患者（如高血压、2 型糖尿病、高血脂），或者 BMI > 30kg/m² 的单纯性肥胖患者；2. 美国内分泌学会《2018 TES 科学声明：肥胖管理科学》（BMI > 30kg/m² 的肥胖人群） | Ⅱa | Ⅱb | A |
| 德谷胰岛素 | 超适用人群：1 型糖尿病（成人及 1 岁以上儿童） | 1.FDA 已批准德谷胰岛素注射液用于 1 岁以上儿童及成人糖尿病患者的治疗（1 型糖尿病、2 型糖尿病均可）；2. 美 | 成人Ⅱa 儿童Ⅰ | Ⅱb | B |

| 通用名 | 超说明书类型 | 参考文献 | Micromedex 的 Thomson 分级 | | |
|---|---|---|---|---|---|
| | | | 有效性 | 推荐等级 | 证据强度 |
| 德谷胰岛素 | 超适用人群：1型糖尿病（成人及1岁以上儿童） | 国糖尿病协会 ADA 指南《Pharmacologic Approaches to Glycemic Treatment：Standardsof Medical Care in Diabetes-2020》 | 成人Ⅱa 儿童Ⅰ | Ⅱb | B |
| 沙格列汀 | 超说明书联合用药：成人2型糖尿病与磺脲类、TZDs、SGLT2抑制剂的联合使用 | 1. 美国 FDA 和 EMA 均已批准沙格列汀用于成人2型糖尿病单药或联合用药的治疗（批准与磺脲类、噻唑烷二酮类、SGLT2抑制剂联用）；2. 广东省药学会《DPP-4抑制剂超药物说明书用法专家共识》（2014） | 未收录 | / | / |

表 3-30　Micromedex 的 Thomson 分级系统

| | 等级 | 描述 | 含义 |
|---|---|---|---|
| 有效性 | Class Ⅰ | 治疗有效 | 药物治疗方案对特定适应证的证据和（或）专家意见表明治疗有效 |
| | Class Ⅱa | 证据支持有效 | 药物治疗方案对特定适应证有效性的证据和（或）专家意见存在分歧，但证据和（或）专家意见倾向有效 |

| | 等级 | 描述 | 含义 |
|---|---|---|---|
| 有效性 | Class Ⅱb | 有效性具有争议 | 药物治疗方案对特定适应证有效性的证据和（或）专家意见存在分歧，证据和（或）专家意见对其有效性存在争议 |
| | Class Ⅲ | 治疗无效 | 药物治疗方案对特定适应证的证据和（或）专家意见表明治疗无效 |
| 推荐等级 | Class Ⅰ | 推荐 | 药物治疗方案已被证实有效，推荐使用 |
| | Class Ⅱa | 大多数情况推荐 | 药物治疗方案通常认为是有效的，在大多数情况下推荐使用 |
| | Class Ⅱb | 在某些情况推荐 | 药物治疗方案可能有效，在某些情况下推荐使用，但大多数情况下不推荐使用 |
| | Class Ⅲ | 不推荐使用 | 药物治疗方案没有效果，应避免使用 |
| | Class Indeterminate | 不明确 | |
| 证据等级 | Category A | | 证据基于以下证据：随机对照试验的荟萃分析；多个、设计良好大规模随机临床试验 |
| | Category B | | 证据基于以下证据：结论冲突的随机对照试验的荟萃分析；小规模或研究方法有显著缺陷的随机对照试验；非随机研究 |
| | Category C | | 证据基于以下证据：专家意见或共识；个案报道或系列案例 |
| | No Evidence | | 没有证据 |

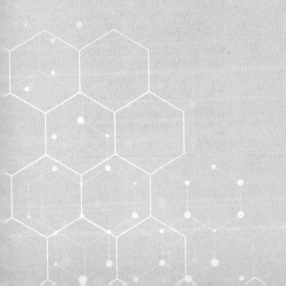

**4**

第四章

**特殊患者用药
管理**

# 第一节　特殊人群用药管理

特殊人群包括儿童、老年人、妊娠与哺乳期妇女。未成年人尚处于生长发育阶段，身体生理机能尚不完善，许多药物的临床研究资料也不够充分；老年人生理机能退化，药动学和药效学发生变化；而妊娠哺乳期用药应考虑对胎儿和乳儿的影响。此节专门叙述降糖药物在特殊人群中的使用，临床应用时应特别注意。

## 一、儿童

儿童和青少年 T1DM 可采用短效胰岛素、中效胰岛素或长效胰岛素控制血糖，不建议使用动物源性胰岛素和预混胰岛素。我国已批准用于儿童和青少年糖尿病治疗的胰岛素类似物，包括门冬胰岛素（≥ 2 岁）、赖脯胰岛素（≥ 12 岁）、地特胰岛素（≥ 6 岁）和甘精胰岛素（≥ 6 岁）。儿童和青少年 T2DM 起始的药物治疗可以为单一的二甲双胍或胰岛素，或者两者联合使用。如果存在糖尿病症状、严重高血糖，存在酮症或糖尿病酮症酸中毒（DKA）、严重感染、应激状态等则需要胰岛素治疗。胰岛素的特殊人群用药信息具体参阅表 3-9。

无需以胰岛素作为起始治疗的儿童或青少年 2 型糖尿病患者，推荐立即开始给予生活方式干预，并以二甲双胍作为起始治疗药物。需注意的是我国的说明书记载盐酸二甲双胍片可用于 10 岁及以上的 2 型糖尿病儿童或青少年，且最高剂量 < 2000mg/d，不推荐用于 10 岁以下的儿童（尚无相应的临床研究和证据）。缓释剂型在儿童及青少年的应用，尚无相关研究和经验。

在我国，磺脲类药物、格列奈类药物、TZD、α- 糖苷酶抑制剂、DPP-4i 或 SGLT2i 均禁用于儿童和青少年 T2DM 以及 T1DM 患者。2019 年，美国食品药品管理局批准了利拉鲁肽用于治疗儿童和青少年 T2DM，但是在我国尚未获得批准。

## 二、老年人

自 1980 年以来在全国范围内进行的多次糖尿病流行病学调查显示，老年（≥ 60 岁，本章以此界定，适合中国国情）糖尿病患病率明显升高。《中国老年 2 型糖尿病防治临床指南（2022 年版）》指出，2020 年全国老年人口为 2.604 亿，按 2017 年调查结果的老年糖尿病患病率 30% 计算，全国老年糖尿病患者为 7813 万，其中糖尿病前期患者占比为 45%~47%。

我国历次糖尿病流行病学调查显示，高于 50% 的糖尿病患者调查前未予诊断，老年糖尿病患者的知晓率、诊断率和治疗率均较低，血糖控制水平不理想，常见因糖尿病并发症或缺血性心脑血管病就诊时确诊糖尿病。对全国多省市糖尿病患者（> 45 岁）开展的调查显示，2009、2010 年的血糖控制达标率（HbA1c < 6.5%）分别为 20.3% 和 16.8%。不同地区老年糖尿病患者达标率（HbA1c ≤ 7.0%）差别较大，最低仅为 8.6%。老年糖尿病患者临床表现存在更多的异质性，基于对每个患者都力争最优化的治疗和管理，并避免过度医疗和规避治疗风险的理念，对老年患者血糖控制目标进行分层：

（1）HbA1c ≤ 7.0%　对应的 FPG 4.4~7.0mmol/L 和 2hPG < 10.0mmol/L，目的是良好控制血糖以争取长期获益。适用于新诊断、短病程、自我管理能力强、医疗条件较好的患者，或是应用胰岛素促泌剂或胰岛素治疗、能规避低血糖风险的老年患者。对于早发现血糖异常、早开始自我管理和治疗的患者，有条件可以控制血糖至正常水平（HbA1c ≤ 6.5%），减少糖尿病并发症的风险。

（2）HbA1c 7.0%~8.0%　对应的 FPG < 7.5mmol/L 和 2hPG < 11.1mmol/L，作为最优控制和可接受控制标准的中间调整阶段，适用于自我管理能力欠佳、有低血糖风险的患者。

（3）HbA1c 8.0%~8.5% 对应的FPG < 8.5mmol/L 和 2hPG < 13.9mmol/L，适用于血糖控制有难度、从严格控制血糖获益有限、低血糖风险高的患者，侧重于避免严重高血糖（FPG > 16.7mmol/L）引发的糖尿病急性并发症和难治性感染等情况发生。设定血糖控制目标应关注低血糖风险。胰岛素或胰岛素促泌剂可引起不同程度低血糖、甚至威胁生命，是降糖治疗中发生低血糖的主要危险因素。双胍类、糖苷酶抑制剂、格列酮类和SGLT2i类降糖药单独应用不会引发低血糖，GLP-1RA、DPP-4i有诱发轻度低血糖的风险，单用或与前4种降糖药联用不会诱发严重低血糖；老年糖尿病患者降糖治疗可优先考虑这6类降糖药，单用或联合应用。糖尿病综合治疗包括糖尿病教育、患者自我管理和血糖监测、饮食治疗、运动治疗的基本措施，以及重要的支持治疗即降糖药物治疗，药师应积极参与对老年糖尿病患者的综合管理，提供用药教育等支持，改善糖尿病整体管理水平。下面介绍各类降糖药物在老年糖尿病患者应用期间的药学管理。

**1. 注射类降糖药**

（1）胰岛素 老年T2DM患者在生活方式和非胰岛素治疗的基础上，血糖控制仍未达标，可加用或改用胰岛素治疗。在起始胰岛素治疗前，需要充分考虑老年糖尿病患者的整体健康状态、血糖升高的特点和低血糖风险等因素，权衡患者获益风险比，个体化选择治疗方案。胰岛素类似物尤其是基础胰岛素类似物（地特胰岛素、甘精胰岛素、德谷胰岛素），较人胰岛素低血糖发生风险低。在老年糖尿病患者中，胰岛素治疗方案应强调"去强化"。高龄、预期寿命短或健康状态差的老年糖尿病患者不建议多针胰岛素治疗。非胰岛素治疗可将血糖控制达标的老年糖尿病患者，应逐步将胰岛素进行减停。必须联用胰岛素才能将血糖控制满意的老年糖尿病患者，应尽量简化胰岛素方案，需考虑下列几点：① 尽量减少注射次数；② 采用长效或超长效胰岛素类似物控制空腹及餐前血糖满意后，在餐后血糖不达标时再考虑加用餐时胰岛素；③ 尝试将预混胰岛素转换为基础胰岛素，以简化方案并减少低血糖风险。

（2）胰高糖素样肽 –1 受体激动剂（GLP-1RA）GLP-1RA 适合伴动脉粥样硬化性心血管疾病（atherosclerotic cardiovascular disease，ASCVD）或高危心血管疾病风险的 T2DM 患者，并且低血糖风险较小。合并 CVD 或有 CVD 高风险因素或需要减轻体重的老年糖尿病患者，GLP-1RA 可作为优先选择的注射类降糖药。每日一次给药或每周一次给药的 GLP-1 受体激动剂提高了老年糖尿病患者用药的依从性，从而优化了糖尿病治疗管理，并提高了相应治疗方案的效果。《胰高血糖素样肽 1 受体激动剂周制剂中国证据与专家指导建议（2022年版）》指出，为提高患者依从性，推荐有条件的患者使用周制剂。同时根据 GLP-1RA 周制剂的特征与差异，需考虑患者实际情况作选择：① 对于仅有降糖需求的患者推荐洛塞那肽或艾塞那肽微球；② 对于有明显减重需求的患者，在考虑其他治疗需求的同时推荐 GLP-1RA 类药物的优先选择顺序为司美格鲁肽 > 度拉糖肽 > 艾塞那肽微球 > 洛塞那肽；③ 对于已合并心血管疾病的患者推荐度拉糖肽、司美格鲁肽或利拉鲁肽；④ 对于合并心血管危险因素且对心血管事件需要一级预防的患者推荐度拉糖肽。原则上这类药物的应用没有年龄限制，但可能导致恶心、厌食等胃肠道不良反应及体重减轻，不适用于较瘦弱的老年患者。因有延迟胃排空的作用，存在胃肠功能异常尤其是有胃轻瘫的老年患者，不宜选用该类药物。

### 2. 口服降糖药

（1）二甲双胍　二甲双胍是国内外多个指南和（或）共识推荐的老年 T2DM 患者的一线降糖药物之一，是老年糖尿病患者（无年龄限制）首选且可长期应用（除外肾功能不全）的降糖药。估算的肾小球滤过率（estimated glomerular filtration rate，eGFR）是能否使用以及是否减量的重要因素。若老年患者已出现肾功能不全，需定期监测肾功能，并根据肾功能调整二甲双胍剂量。对于 eGFR 为 45~59ml/（min·1.73m$^2$）

的老年患者应考虑减量，当 eGFR < 45ml/（min·1.73m²）时应考虑停药。胃肠道反应与体重下降限制了二甲双胍在部分老年患者中的使用，对于老年患者应小剂量起始（500mg/d），逐渐增加剂量，最大剂量不应超过 2550mg/d。使用缓释剂型或肠溶剂型有可能减轻胃肠道反应，且缓释剂型服药次数减少。重度感染、外伤以及存在可造成组织缺氧疾病（如失代偿性心力衰竭、呼吸衰竭等）的老年患者禁用二甲双胍，以避免发生乳酸性酸中毒。eGFR ≥ 60ml/（min·1.73m²）的患者使用含碘对比剂检查时需在当天停用二甲双胍，在检查完至少 48 小时且复查肾功能无恶化后可继续用药；若患者 eGFR 为 45~59ml/（min·1.73m²），需在接受含碘对比剂及全身麻醉术前 48 小时停药，之后仍需要停药 48~72 小时，复查肾功能无恶化后可继续用药。二甲双胍会增加老年糖尿病患者维生素 $B_{12}$ 缺乏的风险，需在开始服用二甲双胍后定期监测维生素 $B_{12}$ 水平，必要时补充维生素 $B_{12}$ 的制剂。

（2）磺脲类药物　磺脲类药物降糖疗效明确，但易致低血糖及体重增加，长效磺脲类药物上述不良反应更常见，老年患者应慎用，短效类药物以及药物浓度平稳的缓释、控释剂型（如格列齐特缓释片、格列吡嗪控释片）如可在权衡其获益和风险后选用。格列本脲低血糖风险最大，加之对心脏缺血预适应作用的影响，老年患者不宜应用。格列喹酮血浆半衰期

1.5 小时，仅 5% 代谢产物经肾脏排泄，所以肾功能
不全的老年糖尿病患者选择磺脲类药物时应选择格列
喹酮。无论选择何种磺脲类药物，都应从最小剂量开
始，且严密监测血糖变化，根据血糖逐步调整至合适
剂量，减少低血糖的发生风险。

（3）格列奈类药物　格列奈类药物的常见不良
反应是低血糖和体重增加，但低血糖的风险和程度较
磺脲类药物轻。瑞格列奈（从胆汁排出）和那格列奈
在慢性肾功能不全的患者中不用减量，米格列奈禁用
于 eGFR < 45ml/（min·1.73m$^2$）的老年患者。

（4）噻唑烷二酮类（TZD）　TZD 单独使用时不
增加低血糖风险，但与胰岛素或胰岛素促泌剂联合使
用时可增加低血糖风险。TZD 作为目前唯一的胰岛
素增敏剂，研究显示其有心血管保护作用。存在严重
胰岛素抵抗的老年糖尿病患者可考虑选用该类药物，
但该类药物可能导致患者体重增加、水肿、骨折和心
力衰竭的风险增加。有充血性心力衰竭、骨质疏松、
跌倒或骨折风险的老年患者应谨慎使用该类药物。

（5）α- 糖苷酶抑制剂　该类药物的常见不良反
应包括腹胀、腹泻、排气增多等胃肠道反应，一定程
度上影响了其在老年人群中的应用。应小剂量起始，
逐渐增加剂量。该类药物单独使用低血糖风险较低，
当与胰岛素或胰岛素促泌剂联用时，低血糖风险增
加；若出现低血糖应使用葡萄糖纠正，食用淀粉等碳

水化合物升糖效果差。

（6）DPP-4i　DPP-4i 是近年来国内外指南和（或）共识推荐的老年糖尿病一线降糖药之一。该类药物单独应用时一般不出现低血糖，对体重影响中性，胃肠道反应少，较适用于老年患者。心血管安全性研究显示，未增加主要心血管不良事件（major adverse cardiovascular events，MACE）和相关死亡的风险，但仍需注意因心力衰竭（heart failure，HF）而导致的住院事件（沙格列汀略增多）。利格列汀主要从胆肠代谢，肾功能衰竭患者无需减量，与其他药物相互间影响少；其他 4 种均需从肾脏排出，eGFR < 45ml/（min·1.73m$^2$）需减量或停用。若怀疑患者出现胰腺炎，应停止使用本类药物。

（7）SGLT2i　目前在我国上市的 SGLT2i 有达格列净、恩格列净、卡格列净、艾托格列净和恒格列净。SGLT2i 对具有心血管高危风险的 T2DM 患者，可使 MACE 和 HF 住院率显著下降，对于糖尿病肾病（diabetic kidney disease，DKD）患者，能减少蛋白尿排出和使肾脏事件复合终点的发生发展风险显著下降，已被各指南推荐为该类患者的首选用药。SGLT2i 的应用和获益不受年龄和糖尿病病程延长的影响，尤其在合并 HF 和老年 DKD 患者获益更多。SGLT2i 单独使用较少发生低血糖，但联合胰岛素或磺脲类药物可增加低血糖发生风险。

SGLT2i 常见的不良反应为泌尿生殖系统感染、血容量减少等，老年患者使用时风险有可能更高，需注意监护。eGFR < 45ml/（min·1.73m²）时不建议使用达格列净、卡格列净、恩格列净，eGFR < 60ml/（min·1.73m²）时不推荐使用艾托格列净；eGFR < 30ml/（min·1.73m²）的患者禁用卡格列净、达格列净和艾托格列净，如果 eGFR 持续低于 45ml/（min·1.73m²），应停用恩格列净。

## 三、妊娠与哺乳期妇女

随着我国糖尿病患病人数的快速增长以及生育政策调整后高龄产妇的增加，妊娠期高血糖已经成为妊娠期最常见的并发症，妊娠前及妊娠期的规范管理可以降低高血糖相关的母儿近远期并发症，并成为全生命周期理念下预防糖尿病的关键环节。妊娠期糖尿病（GDM）或孕前糖尿病合并妊娠（PGDM）孕妇的妊娠期血糖控制目标为餐前及 FPG < 5.3mmol/L、餐后 1 小时血糖 < 7.8mmol/L 或餐后 2 小时血糖 < 6.7mmol/L，避免夜间血糖低于 3.3mmol/L。国内外指南均建议妊娠期采用胰岛素控制血糖。《妊娠期高血糖诊治指南（2022 年版）》建议 PGDM 孕妇孕前或早孕期改用胰岛素控制血糖，推荐采用基础胰岛素（长效或中效）联合餐前超短效或短效胰岛素的强化胰岛

素治疗方案（C级证据）。药师对妊娠妇女应积极宣教，帮助改善妊娠期高血糖的母儿结局。

### 1. 注射类降糖药

生活方式的改变是妊娠期高血糖管理的基础，如经规范的饮食和运动仍不能有效地控制高血糖，应及时启用胰岛素治疗。胰岛素因不经过胎盘，是孕期最适宜治疗高血糖的药物。目前，在我国，仅有胰岛素获得批准用于妊娠期妇女。妊娠期可以使用的胰岛素包括超短效人胰岛素类似物（包括门冬胰岛素和赖脯胰岛素）、短效胰岛素、中效胰岛素（包括中性鱼精蛋白锌胰岛素，neutral protamine hagedorn，NPH）和长效胰岛素类似物（地特胰岛素）。推荐短效/超短效胰岛素联合中效/地特胰岛素治疗。上述胰岛素说明书提示，不限制哺乳期妇女使用，尚未得知是否会随乳汁排出及排出多少，哺乳期妇女可能需要调整胰岛素剂量。药品说明书提示，GLP-1RAs目前在妊娠妇女中使用的数据尚不充分，不得在妊娠期间使用。GLP-1RAs是否在人乳中分泌尚不清楚，由于缺少相关经验，不建议在哺乳期内使用。

### 2. 口服类降糖药

《中国2型糖尿病防治指南（2020年版）》指出，孕期降糖药物首选胰岛素，所有口服药物均缺乏长期安全性的数据（A级）。除二甲双胍外，其他口服降糖药均不推荐应用于孕期。对二甲双胍治疗的育龄期

T2DM 患者以及严重胰岛素抵抗应用二甲双胍治疗的多囊性卵巢综合征（PCOS）患者，可在服用二甲双胍的基础上怀孕，怀孕后是否停用二甲双胍，需视血糖及患者意愿综合判断，酌情继续应用或加用二甲双胍。由于我国尚无二甲双胍在孕期应用的适应证，需在患者知情同意的情况下应用，不推荐妊娠期单用二甲双胍，需在胰岛素基础上联合应用。《中华妇产科杂志》发布的《妊娠期高血糖诊治指南（2022 年版）》指出，针对妊娠合并 T2DM 孕妇和 A2 型妊娠期糖尿病（GDM）孕妇的妊娠期胰岛素添加应考虑胰岛素抵抗等因素，增加胰岛素的剂量但降糖效果不明显的情况下可加用二甲双胍以减少胰岛素抵抗（C级）。妊娠期应用二甲双胍的有效性和对母儿的近期安全性与胰岛素相似；若孕妇因主客观条件无法使用胰岛素（拒绝使用、无法安全注射胰岛素或难以负担胰岛素的费用）时，可使用二甲双胍控制血糖（A级）。二甲双胍可以通过胎盘进入胎儿体内，但目前尚未发现二甲双胍对子代有明确的不良作用（B 级）。2019 年美国糖尿病学会（ADA）妊娠期糖尿病诊治指南指出，二甲双胍和格列本脲可以通过胎盘，因此不作为一线用药；当二甲双胍用于治疗 PCOS 和促排卵时，一旦确认怀孕就应该停止用药（A 级）。2018年美国妇产科学会（ACOG）妊娠期糖尿病临床指南建议，胰岛素是 GDM 患者的一线治疗药物，二甲双胍是可以选择的二线药物，当孕妇拒绝胰岛素治疗，或产科大夫认为患者不能安全使用胰岛素治疗时，可选用二甲双胍。

二甲双胍可以通过乳汁排泄，在二甲双胍治疗期间不推荐哺乳，必须使用时，应停止哺乳。其他口服药物由于缺乏在哺乳期妇女的相关资料，或可以在乳汁中分泌，因此禁用于哺乳期妇女；如有必要，患者必须改用胰岛素，或停止哺乳。

## 第二节　特殊疾病状态用药管理

大部分药物进入机体后，要经过肝肠循环，吸收进入身体内，在经过体内一系列转变（氧化、还原、水解、结合等），最后排泄出体外。代谢和排泄的主要部位是肝脏和肾脏。若机体存在肝肾功能障碍，可能会影响药物代谢，导致药物蓄积或不能发挥药物作用。有肝肾功能障碍或其他特殊疾病的患者，在服用降糖药物前，要评估身体情况，针对不同的肝肾功能或疾病状态，给予不同的药物剂量，见表4-1~ 表4-8。

# 一、二甲双胍

表 4-1　二甲双胍肝肾功能及特殊疾病状态要求

| 药品通用名 | 肝功能要求 | 肾功能要求 | 特殊疾病状态要求 |
|---|---|---|---|
| 二甲双胍 | 二甲双胍在患者血清转氨酶超过 3 倍正常上限时应避免使用 | 肾功能不全患者需通过 eGFR 水平调整二甲双胍剂量：eGFR ≥ 60ml/（min·1.73m²）无需调整剂量，eGFR 为 45~59ml/（min·1.73m²）需调整剂量，eGFR < 45ml/（min·1.73m²）禁用 | 1.DKA、糖尿病高血糖高渗综合征、糖尿病乳酸酸中毒患者禁用二甲双胍<br>2. 二甲双胍禁用于急性和不稳定性心力衰竭的患者<br>3. 可造成组织缺氧的疾病禁用（尤其是急性或慢性疾病的恶化），如失代偿性心力衰竭、呼吸衰竭、近期发作的心肌梗死、休克<br>4.患者造影或全身麻醉术前停用二甲双胍及恢复服用时间：eGFR > 60ml/（min·1.73m²）患者，在检查前或检查时必须停止服用二甲双胍，在检查完成至少 48 小时后且仅在再次检查肾功能无恶化的情况下才可以恢复服用。中度肾功能不全［eGFR 为 45~59ml/（min·1.73m²）］患者，在注射碘化造影剂及全身麻醉术前 48 小时必须停止服用二甲双胍，在检查完成至少 48 小时后且仅在再次检查肾功能无恶化的情况下才可以恢复服用<br>5.严重感染和外伤、外科大手术、低血压等禁用 |

| 药品通用名 | 肝功能要求 | 肾功能要求 | 特殊疾病状态要求 |
|---|---|---|---|
| 二甲双胍 | | | 6. 酗酒者禁用<br>7. 维生素 $B_{12}$、叶酸缺乏未纠正者禁用 |

## 二、磺脲类药物

表4-2　磺脲类药物肝肾功能及特殊疾病要求

| 药品通用名 | 肝功能要求 | 肾功能要求 | 特殊疾病状态要求 |
|---|---|---|---|
| 格列本脲 | 重度肝功能不全为禁忌证。若 ALT > 8~10 倍参考值上限或者 ALT > 3 倍参考值上限且血清总胆红素（TBIL）> 2 倍，此时应禁用磺脲类药物。在临床使用中，伴有肝性脑病、 | eGFR ≥ 60ml/（min·$1.73m^2$），可以使用；eGFR < 60ml/（min·$1.73m^2$），禁用 | 1. 体质虚弱、营养不良的患者：对降糖药的致低血糖作用尤其敏感，应慎用本类药物，起始剂量、剂量增幅和维持剂量的选择均应谨慎，以避免低血糖反应<br>2. 肾上腺功能不全、垂体功能不全患者：上述患者对降糖药的致低血糖作用尤其敏感<br>3. 葡萄糖 -6- 磷酸脱氢酶（G6PD）缺乏症患者：此 |
| 格列美脲 | | eGFR ≥ 60ml/（min·$1.73m^2$），无需调整剂量；eGFR45~59ml/（min·$1.73m^2$），减量；eGFR < 45ml/（min·$1.73m^2$），禁用； | |

续表

| 药品通用名 | 肝功能要求 | 肾功能要求 | 特殊疾病状态要求 |
|---|---|---|---|
| 格列齐特 | 腹水或凝血障碍的失代偿肝硬化患者应禁用该类药物以防发生低血糖 | eGFR ≥ 60ml/（min·1.73m$^2$），可以使用；eGFR45~59ml/（min·1.73m$^2$），减量；eGFR30~44ml/（min·1.73m$^2$）证据有限，谨慎使用；eGFR < 30ml/（min·1.73m$^2$），禁用 | 类患者使用磺酰脲类药可导致溶血性贫血，应慎用本药，考虑改用非磺脲类药 4.处于应激状态（如外伤、热性感染、手术）的患者：此类患者可能发生血糖失控，需临时改用胰岛素 |
| 格列吡嗪 | | eGFR ≥ 60ml/（min·1.73m$^2$），可以使用；eGFR30~59ml/（min·1.73m$^2$），减量；eGFR < 30ml/（min·1.73m$^2$），禁用 | |
| 格列喹酮 | | eGFR ≥ 30ml/（min·1.73m$^2$），可以使用；eGFR15~29ml/（min·1.73m$^2$），证据有限，谨慎使用；eGFR < 15ml/（min·1.73m$^2$），禁用；晚期尿毒症患者禁用 | |

## 三、格列奈类

表4-3 格列奈类药物肝肾功能和特殊疾病状态要求

| 药品通用名 | 肝功能要求 | 肾功能要求 | 特殊疾病状态要求 |
|---|---|---|---|
| 瑞格列奈 | 轻至中度肝功能损害者用药应延 | 肾功能不全者无需调整起始剂量，重度肾功能损害或肾功 | 1.处于应激状态（如发热、创伤、严重酮症、糖尿病昏迷或昏 |

| 药品通用名 | 肝功能要求 | 肾功能要求 | 特殊疾病状态要求 |
|---|---|---|---|
| 瑞格列奈 | 长剂量调整间期 | 能不全需进行血液透析的患者增加剂量时应谨慎。瑞格列奈用于慢性肾病（CKD）1~5 期的患者无需调整剂量；如起始用药，应0.5mg 起始 | 迷前期、1 型糖尿病、严重感染、围手术期、重度外伤患者）：此类患者可能出现血糖控制不良，有必要停用本来药物而进行短期的胰岛素治疗 |
| 那格列奈 | 轻至中度肝功能损害者无需调整剂量。尚无重度肝功能损害者使用本药的研究资料，重度肝功能损害者不可使用本药 | 轻至中度肾功能损害者无需调整剂量。那格列奈用于 eGFR ≥ 45ml/（min·1.73m²）（CKD1~3a）期者时，无需调整剂量；eGFR=15~44ml/（min·1.73m²）（CKD3b~4 期）减量；eGFR ≤ 15ml/（min·1.73m²）（CKD5 期）禁用 | 2. 脑垂体功能不全、肾上腺功能不全、胃肠功能不全（腹泻、呕吐等）、营养不良、饥饿、食物摄入量不足或身体虚弱患者：以上患者使用本药可能诱发低血糖，故应慎用<br>3. 细胞色素 P450（CYP2C9）慢代谢者：此类患者使用该类药物不能排除本药作用时间延长和发生低血糖的风险<br>4. 缺血性心脏病患者：此类患者使用米格列奈有出现心肌梗死的报道，故应慎用 |
| 米格列奈 | 此类患者使用本药可能诱发低血糖，并可能使肝功能进一步恶化，故应慎用 | 此类患者使用本药可使本药的消除半衰期（$t_{1/2}$）延长，可能诱发低血糖，故应慎用 | |

# 四、噻唑烷二酮类

表 4-4　噻唑烷二酮类药物肝肾功能及特殊疾病状态要求

| 药品通用名 | 肝功能要求 | 肾功能要求 | 特殊疾病状态要求 |
|---|---|---|---|
| 罗格列酮吡格列酮 | 有活动性肝病临床表现或血清氨基转移酶升高[丙氨酸氨基转移酶（ALT）>正常值上限的2.5倍]的患者：此类患者不应使用本药。重度肝功能障碍者（本药主要在肝脏代谢，可能引起蓄积），禁用。肝酶轻度升高（ALT ≤正常值上限的2.5倍）的患者：此类患者慎用本药，应评估肝酶升高的原因，密切地临床随访（包括肝酶监测） | 轻度至中度肾功能损害者无需调整剂量。重度肾功能障碍者禁用 | 1. 使用曲格列酮出现黄疸的患者：此类患者不应使用该类药物<br>2. 心脏疾病患者：此类患者使用该类药物可增加发生心力衰竭的风险，有心力衰竭[纽约心脏学会（NYHA）心功能分级Ⅱ级以上]或有心力衰竭病史者禁用该药物<br>3. 严重骨质疏松和有骨折病史的患者应禁用<br>4. 膀胱癌或有膀胱癌史、存在不明原因的肉眼血尿的患者禁用<br>5. 脑垂体功能不全或肾上腺功能不全患者慎用（可能引起低血糖）<br>6. 营养不良状态、饥饿状态、不规律饮食、饮食摄取量不足、衰弱状态患者慎用（本药可能引起低血糖）<br>7. 激烈肌肉运动患者慎用（可能引起低血糖）<br>8. 过度饮酒患者慎用（可能引起低血糖）<br>9. 水肿患者慎用<br>10. 有发生充血性心力衰竭风险的患者（国外资料）慎用 |

# 五、α-糖苷酶抑制剂

表 4-5　α-糖苷酶抑制剂肝肾功能及特殊疾病状态要求

| 药品通用名 | 肝功能要求 | 肾功能要求 | 特殊疾病状态要求 |
|---|---|---|---|
| 阿卡波糖伏格列波糖米格列醇 | 严重肝病或肝硬化患者，禁用 | 阿卡波糖和米格列醇在 eGFR < 25ml/（min·1.73m²）时禁用，伏格列波糖在 eGFR < 30ml/（min·1.73m²）时慎用 | 1. 伴明显消化和吸收障碍的慢性胃肠功能紊乱（尤其是炎症性肠病）患者，禁用<br>2. 因肠胀气而可能恶化的疾病（如 Roemheld 综合征、严重的疝气、肠梗阻或有肠梗阻倾向、肠溃疡）患者，禁用<br>3. 糖尿病酮症酸中毒患者，禁用<br>4. 处于应激状态（如发热、创伤、感染、外科手术）的患者：应激状态下可能发生暂时性血糖失控，可能需短暂性使用胰岛素治疗 |

## 六、二肽激肽酶 4 抑制剂

表 4-6 二肽激肽酶 4 抑制剂肝肾功能和特殊疾病状态要求

| 药品通用名 | 肝功能要求 | 肾功能要求 | 特殊疾病状态要求 |
|---|---|---|---|
| 西格列汀 | 轻度或中度肝功能损害（Child-Pugh 评分为 7~9）者无需调整剂量；重度肝功能损害（Child-Pugh 评分 > 9）者尚无使用本药的临床经验 | 1. 轻度肾功能损害：肾小球滤过率（eGFR）：60~90ml/（min·1.73m²）]者无需调整剂量。<br>2. 中度肾功能损害：eGFR ≥ 45ml/（min·1.73m²），< 60ml/（min·1.73m²）者无需调整剂量；eGFR ≥ 30ml/（min·1.73m²），< 45ml/（min·1.73m²）者，应调整剂量为一次 50mg，一日 1 次；<br>3. 重度肾功能损害：eGFR ≥ 15ml/（min·1.73m²）者或终末期肾病（ESRD）患者 eGFR < 15ml/（min·1.73m²），包括接受血液透析或腹膜透析的患者，应调整剂量为一次 25mg，一日 1 次。使用本药时无需考虑透析时间 | 1. 有胰腺炎史者：尚无此类患者使用本药的研究数据，不明确此类患者用药是否增加胰腺炎的发生风险<br>2. 有心力衰竭发生风险（如有心力衰竭或肾功能损害史）的患者：使用 DPP-4i 可能导致心力衰竭，此类患者使用本药前应权衡利弊，并于用药期间监测心力 |

| 药品通用名 | 肝功能要求 | 肾功能要求 | 特殊疾病状态要求 |
|---|---|---|---|
| 沙格列汀片 | 肝功能受损患者肝功能受损的患者无需进行剂量调整 | 肾功能不全患者 eGFR ≥ 45ml/ ( min · 1.73m²) 的患者无需调整剂量。eGFR < 45ml/ ( min · 1.73m²) 的患者（包括部分中度及重度肾功能不全的患者）应将剂量调整为 2.5mg，每日 1 次（不考虑进餐）；应该在血透后服用沙格列汀。重度肾功能不全的患者用药经验非常有限，所以本品用于此类患者时应谨慎。根据肾功能情况，本品的剂量可能应限于 2.5mg | 衰竭的体征和症状 3. 皮肤疾病：建议使用该类药物的糖尿病患者进行常规护理的同时，应特别注意监测其皮肤病变水疱或溃疡的情况 |
| 维格列汀 | 肝功能不全患者，包括开始给药前血清丙氨酸氨基转移酶（ALT）或血清天门冬氨酸氨基转移酶（AST）大于正常值上限（ULN）3 倍的患者不能使用本品 | 维格列汀在轻度肾功能不全时不需减量，在中度或重度肾功能不全患者及尿毒症时用法调整为 50mg，每日 1 次 | |

续表

| 药品通用名 | 肝功能要求 | 肾功能要求 | 特殊疾病状态要求 |
|---|---|---|---|
| 利格列汀 | 肝功能不全患者不需要调整剂量 | 肾功能不全患者不需要调整剂量 | |
| 阿格列汀 | 肝病患者慎用 | 轻度肾功能受损患者（肌酐清除率［CrCl］≥ 60ml/min）不需调整剂量，中度肾功能受损患者（肌酐清除率［CrCl］≥ 30 至 < 60ml/min）使用阿格列汀的剂量为 12.5mg 每日 1 次<br>重度肾功能受损（肌酐清除率［CrCl］≥ 15 至 < 30ml/min）或终末期肾功能衰竭（ESRD）（CrCl < 15ml/min 或需要血液透析）患者使用阿格列汀的剂量为 6.25mg 每日 1 次。使用阿格列汀时可不考虑透析时间 | |

# 十、钠－葡萄糖共转运蛋白2抑制剂

表4-7　SGLT2i肝肾功和特殊疾病状态要求

| 药品通用名 | 肝功能要求 | 肾功能要求 | 特殊疾病状态要求 |
|---|---|---|---|
| 达格列净 | 对于轻度、中度或重度肝功能受损患者无需调整剂量。重度肝损害患者的治疗经验有限，目前没有在重度肝损害患者中开展临床研究，所以，不建议该部分人群使用 | 用于2型糖尿病（T2DM）患者控制血糖：基于eGFR推荐剂量45ml/（min·1.73m²）或以上，无需调整剂量；30ml/（min·1.73m²）至＜45ml/（min·1.73m²），不建议使用；＜30ml/（min·1.73m²）或终末期肾脏疾病（ESRD）/透析，禁用；用于降低伴或不伴T2DM的心力衰竭住院治疗（HFrEF）患者：eGFR≥45ml/（min·1.73m²），30ml/（min·1.73m²）至45ml/（min·1.73m²），无需调整剂量；＜30ml/（min·1.73m²），没有充足数据以得出给药建议；ESRD/透析，禁用 | 1. 血容量不足患者：此类患者使用该类药物前应纠正血容量不足 2. 心力衰竭：达格列净推荐剂量为10mg，口服，每日一次 3. 有生殖器真菌感染史者：此类患者使用本药可增加发生生殖器真菌感染的风险 4. 择期手术患者：此类患者应考虑在手术前至少4日暂停使用该类药物 |

| 药品通用名 | 肝功能要求 | 肾功能要求 | 特殊疾病状态要求 |
|---|---|---|---|
| 恩格列净 | | eGFR ≥ 45ml/（min·1.73m²）的患者不需要调整剂量。eGFR < 45ml/（min·1.73m²）的患者不应使用本品。如果 eGFR 持续低于 45ml/（min·1.73m²），应停用本品。重度肾功能损害 eGFR < 30ml/（min·1.73m²）、终末期肾病、透析患者，禁用该药品 | |
| 卡格列净 | | 轻度肾损害，eGFR ≥ 60ml/（min·1.73m²）的患者无需调整剂量。对于中度肾损害，eGFR ≥ 45 至 < 60ml/（min·1.73m²）的患者，本品的剂量限制为 100mg 每天一次。对于 eGFR < 45ml/（min·1.73m²）的患者，不建议使用本品。eGFR 低于 30ml/（min·1.73m²）的患者禁止使用本品 | |
| 艾托格列净 | | eGFR < 60ml/（min·1.73m²）的患者中，不推荐使用艾托格列净治疗。如果患者的 eGFR 持续性低于 60ml/（min·1.73m²），不推荐继续使用艾托格列净 在 eGFR 低于 30ml/（min·1.73m²）的患者中禁止使用艾托格列净 | |

# 八、胰高血糖素样肽-1受体激动剂

表4-8 胰高血糖素样肽-1受体激动剂肝肾功能和特殊疾病状态要求

| 药品通用名 | 肝功能要求 | 肾功能要求 | 特殊疾病状态要求 |
|---|---|---|---|
| 贝那鲁肽 | 未进行急或慢性肝功能不全患者的药代动力学研究 | | 1. 有甲状腺髓样癌（MTC）病史或家族史、2型多发性内分泌肿瘤综合征（MEN2）患者：以上患者不得使用该类药物 2. 炎症性肠病、糖尿病性胃轻瘫患者：不推荐使用本药 3. 急性胰腺炎：因GLP-1受体激动剂类药物有少数急性胰腺炎不良事件报告，如果患者有明确的胰腺炎病史，不建议使用本品。如接受本品治疗的患者出现剧烈的腹 |
| 艾塞那肽 | 未进行急或慢性肝功能不全患者的药代动力学研究 | 轻、中度肾功能不全（肌酐清除率30~80ml/min）患者不需要调整本品的剂量。中度肾功能损害（Ccr为30~50ml/min）者：此类患者开始使用本药或本药剂量从5μg增至10μg时应谨慎。在需要透析治疗的终末期肾脏疾病患者中、重度肾功能损害［肌酐清除率（Ccr）<30ml/min］者：不推荐以上患者使用本药 肾移植患者：此类患者慎用本药，应密切监测是否出现可导致降低血容量的不良事件 | |

续表

| 药品通用名 | 肝功能要求 | 肾功能要求 | 特殊疾病状态要求 |
|---|---|---|---|
| 洛塞那肽 | 未进行急性或慢性肝功能不全患者的药代动力学研究 | 轻度肾功能不全者无需调整剂量；中度肾功能不全（肌酐清除率<60ml/min）者应减少剂量。该药未在重度肾功能不全患者中开展研究 | 痛并伴有呕吐时，应该怀疑有发生急性胰腺炎的可能，需立即停止使用本品，并同时进行确诊检查及适时的治疗 |
| 利司那肽 | 肝功能损伤患者无需调整剂量 | 轻度或中度肾功能损害患者无需剂量调整。尚无在重度肾功能损害（肌酐清除率<30ml/min）或终末期肾病患者在这些人群中使用本品 | 4. 不得用于1型糖尿病患者或用于治疗糖尿病酮症酸中毒。本品不非胰岛素的替代品<br>5. 尚无无血症性心力衰竭患者中的使用经验，因此不推荐此类患者使用该类药物<br>6. 糖尿病视网膜病变：在接受胰岛素和司美格肽治疗并伴有糖尿病视网膜病变的患者中， |
| 度拉糖肽 | 肝功能损伤患者无需调整剂量 | 轻度、中度或重度肾功能损害患者无需进行剂量调整。在终末期肾病患者，eGFR 在 15~90ml/（min·1.73m²）之间。eGFR<15ml/（min·1.73m²）中的治疗经验非常有限，所以不推荐用于此类人群 | |

| 药品通用名 | 肝功能要求 | 肾功能要求 | 特殊疾病状态要求 |
|---|---|---|---|
| 司美格鲁肽 | 肝功能损伤患者无需调整剂量 | 轻度、中度或重度肾功能损害患者无需进行剂量调整，eGFR 在 15~90ml/(min·1.73m²) 之间。在终末期肾病患者，eGFR < 15ml/(min·1.73m²) 中的治疗经验非常有限，所以不推荐用于此类人群 | 观察到发生糖尿病视网膜病变并发症的风险增加。已有糖尿病视网膜病变的患者在接受受胰岛素治疗的基础上加用本品时应慎重
7.有自杀意念或有自杀企图史者：Saxenda（利拉鲁肽[rDNA来源]注射液）可引起自杀意念、自杀企图，此类患者应避免使用 Saxenda |
| 利拉鲁肽 | 轻度或中度肝功能受损患者不需要进行剂量调整。目前不推荐本品用于重度肝功能受损患者 | 轻度、中度或重度肾功能损害患者无需进行剂量调整，eGFR 在 15~90ml/(min·1.73m²) 之间。在终末期肾病患者，eGFR < 15ml/(min·1.73m²) 中的治疗经验非常有限，所以不推荐用于此类人群 | |

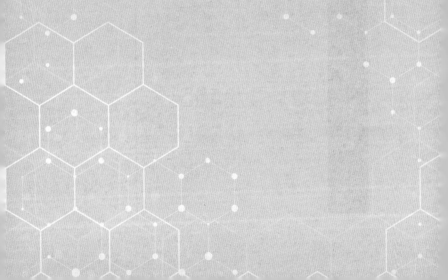

# 5

第五章

## 药品不良反应管理

# 第一节 治疗前评估

对患者进行规范的治疗前评估，有助于明确糖尿病的临床类型、发病特点、药物治疗史等信息，及时发现糖尿病的并发症和伴发疾病，患者既往用药的情况，在此基础上指导后续药物治疗方案的制订和调整，同时预防可能发生的药物不良反应。

治疗开始之前，应详细询问患者的疾病史（包括现病史与既往史）及用药史，进行严格的体格检查、实验室检查，必要时进行影像学等其他辅助检查，并以此作为治疗过程中发生的任何临床、生物学或影像学异常的参考。降糖药物的不良反应可能在药物治疗期间或停药后发生，故治疗过程应做好定期评估，以便早期发现不良反应，及时处理。根据药物不良反应的严重程度，可采取对症治疗、减量、停用等处理措施。治疗前评估项目及内容具体见表5-1。

表5-1 治疗前评估项目及评估内容

| 评估项目 | 评估内容 |
|---|---|
| 一般情况 | 详细询问患者并发症、现病史、既往史、家族史、过敏史、妊娠状况、胃肠道功能、感染性疾病史（泌尿生殖系统感染、鼻咽炎、上呼吸道感染）、烟酒及药物依赖史、日常生活工作方式等信息；全面的体格检查（身高、体重、眼底、是否水肿、四肢关节等） |

| 评估项目 | 评估内容 |
|---|---|
| 用药史 | 既往应用药物的名称、开始用药时间、停止用药时间、用法用量、依从性、治疗效果，患者是否知晓既往应用药物的作用及对现有治疗方案的作用是否知晓 |
| 药品不良反应史 | 发生不良反应的药物名称、症状、程度、时间、处理措施（是否停药/减量、是否应用其他药物给予治疗、所应用治疗药物的名称及用法用量）、转归（治愈、好转、未好转、是否留有后遗症）、对原患疾病的影响（不明显、病情加重/病程延长） |
| 胰岛功能及血糖水平 | 空腹血糖、餐后 2 小时血糖、胰岛功能（胰岛素、C 肽）、糖化血红蛋白、血糖自我监测（时间、频率）、低血糖事件发生情况（症状、血糖值、诱因、处理措施、转归） |
| 皮肤、黏膜 | 脂肪萎缩、脂肪增生、皮疹、瘙痒、硬结、红肿、是否黄染 |
| 血液学检查 | 血常规（血红蛋白、白细胞、粒细胞、血小板计数等）、生化（包括血糖、血脂、肝功、肾功、电解质、肌酶、乳酸等） |
| 尿常规 | 尿 pH 值、葡萄糖、酮体、细菌计数等 |
| 其他检查 | 患者如果伴有心衰症状时，可完善心肌酶谱、心电图、心脏超声（包括射血分数）、BNP 等；患者如果伴有甲亢症状时，可完善甲状腺激素、促甲状腺激素、甲状腺超声，必要时查 TPOAb 和 TRAb；患者如果伴有骨质疏松症状时，可完善骨密度检查 |

# 第二节 常见药品不良反应与临床表现

　　降糖药物不良反应的临床表现可累及全身多个系统和器官，且不同类型降糖药物的不良反应表现各异。在糖尿病治疗方案的制订过程中，应充分考虑降糖药物不良反应的发生风险，综合考虑低血糖发生风险、降糖药物对心血管系统的影响、对体重的影响等多个方面，结合患者的病情进展状况及个人意愿，个体化地选择最佳药物治疗方案。当前，新型降糖药物的陆续上市为糖尿病患者的治疗带来更多选择，但是其不良反应的数据，尤其是长期的真实数据仍有待完善。医务人员应掌握各种降糖药物常见的、严重的不良反应，在治疗过程中动态监测与评估，尤其是对有药物不良反应发生高危因素的人群，及时采取合理干预措施，保障患者用药安全。

# 一、二甲双胍

## （一）药品不良反应

### 1. 常见药品不良反应

二甲双胍的常见不良反应为胃肠道反应，有研究显示，患者接受二甲双胍起始治疗阶段，胃肠道反应的发生率为24%；国内报道二甲双胍的胃肠道反应发生率为15%，且与患者的体重、二甲双胍使用剂量无明显相关。其临床表现包括食欲不振、恶心、呕吐、软便或腹泻、腹痛、腹部不适等。这些症状绝大多数发生于用药前10周，通常轻微短暂，在减量或停药后可以逆转，大多数患者随着治疗时间的延长可自行缓解。建议服药从小剂量起始，逐渐加量，根据患者的临床反应适时调整剂量。非缓释制剂分次随餐服用，或改成每日1~2次的缓释制剂，可减少胃肠道反应。在已经耐受低剂量二甲双胍的患者中继续增加二甲双胍的剂量，一般不增加胃肠道不良反应。

### 2. 严重不良反应

乳酸酸中毒是一种非常罕见但严重的代谢性并发症，可因二甲双胍在体内蓄积而诱发。二甲双胍引发的乳酸酸中毒发生率很低。一篇系统评价纳入了347项随机试验和前瞻性队列研究，在70490例使用二甲双胍的患者及 55451 例未使用二甲双胍的患者中均未发现乳酸酸中毒。因此，二甲双胍与乳酸酸中毒发生风险间的关系尚不确定。乳酸酸中毒是极少见的副作用，但致死率之高仍令人担忧。乳酸酸中毒的特点为酸中毒、呼吸困难、腹痛、肌肉痉挛、衰弱和体温降低，进而昏迷。实验室检查异常包括 pH 值降低（$< 7.35$）、血浆乳酸水平高于 5mmol/L 和阴离子间隙以及乳酸/丙酮酸比值升高。大多数乳酸酸中毒见于存在灌注不足和低氧血症的易感因素者，这些易感因素包括急性或进行性肾功能损伤、急性或进行性心力衰竭、脓毒症或脱水。

### 3. 其他

长期服用二甲双胍可能减少维生素 $B_{12}$ 吸收。若患者出现巨幼红细胞贫血时应考虑该原因。其机制可能为以下几点：小肠蠕动的改变刺激肠道细菌过度生长，竞争性抑制维生素 $B_{12}$ 吸收；维生素 $B_{12}$ 内因子水平的变化及钴胺素内吞受体的相互作用；二甲双胍还可以抑制回肠末端维生素 $B_{12}$ 内因子复合物钙依赖性吸收，给予口服碳酸钙（1.2g/d）可以纠正。建议长期使用二甲双胍者可每年测定 1 次血清维生素 $B_{12}$ 水平，如缺乏应适当补充维生素 $B_{12}$。

二甲双胍的不良反应发生情况见表 5-2（来源：药品说明书）。

表5-2 盐酸二甲双胍不良反应汇总

| 系统器官分类 | ≥10%（十分常见） | 1%~10%（常见） | <0.01%（十分罕见） | 其他 |
|---|---|---|---|---|
| 胃肠道异常 | 恶心、呕吐、腹泻、腹痛和食欲不振 | | | 胃胀，乏力，消化不良，腹部不适，大便异常，便秘，腹胀 |
| 肝胆异常 | | | 肝功能检查异常或肝炎 | |
| 皮肤及皮下组织类疾病 | | | 红斑、瘙痒、荨麻疹 | 指甲异常 |
| 代谢和营养障碍 | | | 乳酸酸中毒、维生素 $B_{12}$ 吸收减少 | 低血糖，体重减轻 |
| 神经系统异常 | | 味觉障碍 | | 头痛，头昏，头晕 |
| 未分类 | | | | 肌痛，出汗增加，胸部不适，寒战，流感症状，潮热，心悸 |

## （二）低血糖风险

单独接受本品治疗正常情况下不会产生低血糖，但与胰岛素或其他降糖药物（例如磺脲类药物或格列奈类药物）联合使用应警惕低血糖的发生。老年、衰弱或营养不良的患者，以及肾上腺和垂体功能低减、酒精中毒的患者更易发生低血糖。

## （三）对心血管系统的影响

二甲双胍不但没有心血管不良反应，还具有直接或间接的心血管保护作用。英国糖尿病前瞻性研究（United Kingdom Prospective Diabetes Study，UKPDS）显示，二甲双胍可以减少肥胖 T2DM 患者的心血管事件和死亡风险。二甲双胍可能通过减少心血管疾病的风险因素而达到心血管保护作用。二甲双胍目前已被证实可降低血糖、改善非酒精性脂肪性肝病和胰岛素抵抗（尤其是肝脏和肌肉）、减轻体重、改善血脂（主要改善 TG、LDL-C 及 TC 水平，对 HDL-C 改变不明显）和抗凝等。此外，二甲双胍可直接改善血管内皮细胞功能，增加血流量。

## （四）对体重的影响

临床研究显示，二甲双胍具有一定减轻体重的作用或至少保持稳定。对于基线 BMI 越高、体重越大的患者，使用二甲双胍治疗后体重减轻越多，患者基线 BMI 水平对二甲双胍的疗效无影响。

## 二、磺脲类药物

### （一）不良反应

#### 1. 低血糖

低血糖是磺脲类药物的常见不良反应，所有磺脲类药物均有可能造成严重的低血糖。荟萃分析结果显示，正确使用磺脲类药物单药及联合治疗的患者，轻、中度低血糖发生率为 1.92 例 /（患者·年），重度低血糖发生率为 0.01 例 /（患者·年）。不同磺脲类药物的作用机制及剂型存在差异，其低血糖发生率也不同。有研究显示，短效磺脲类（格列齐特和格列吡嗪）的低血糖事件可能少于长效磺脲类（格列本脲），新一代磺脲类药物（如格列美脲和格列齐特缓释制剂）引发低血糖的风险更低。有研究认为格列本脲低血糖的发生率最高。

糖尿病患者在使用磺脲类药物时，应警惕以下最可能发生低血糖的情况：高龄、饮酒、运动后或者错过进餐、药物剂量过大、使用较长效的磺脲类药物、营养不良、肝肾疾病、心脏功能受损或者胃肠道疾病、合并用药（同时使用水杨酸盐类药物、磺胺类药物、苯氧酸衍生物如吉非贝齐）等。本品与其他抗糖尿病药物合并使用可能会增加低血糖风险，应及时调整药物剂量。此外，在自主神经病变、老年人以及接受 β 受体拮抗剂或其他交感神经阻滞药的患者中，低血糖的早期警示症状可能不同或不明显，在患者意识到低血糖之前，可能会导致严重低血糖。

糖尿病患者在使用磺脲类药物时，应告知患者如何识别和处理低血糖。预防低血糖的措施包括：①年长、体弱的患者建议选用低血糖风险相对低的药物；②小剂量起始，定期监测血糖，缓慢调整至最佳剂量；③饮食定时定量，运动规律，避免餐前剧烈运动。如果出现腹泻、呕吐等症状，应减少药物剂量。运动量过大也可引起低血糖，在外出旅游、登山时，应适量增加饮食，并携带糖块或含糖食物。同时建议定期监测血糖，尽量避免驾驶和 / 或操作机器，或在驾驶和 / 或操作机器时应警惕低血糖症状，及时复诊调整治疗方案。

对于绝大多数可被患者察觉的、有症状的低血糖事件，可通过补充含糖食物（葡萄糖最佳）或静脉推注葡萄糖 / 肌注胰高血糖素予以纠正，每 15 分钟监测一次，若症状仍不能缓解或血浆葡萄糖水平仍很低可以重复给予葡萄糖等（低血糖处理详见本书第五章第三节不良反应分级与处理）。

**2. 体重增加**

轻度体重增加也是磺脲类药物的常见不良反应，但不同磺脲类药物对体重的影响存在差异，单药治疗平均增加体重约 2kg。剂型改良后的磺脲类药物及格列美脲对体重影响较小。及时的患者教育和生活方式干预（如运动和膳食调整）可减少体重增加风险。但部分患者对该不良反应非常敏感，如体重大幅增加尤其是体重增加不稳定或伴随血糖控制不佳者，可放宽停用标准。

### 3. 其他

使用所有磺脲类药物时都可能发生的其他不良反应包括：恶心、皮肤反应（包括瘙痒、红斑、皮疹、荨麻疹、光敏感性）及肝功能异常。磺脲类药物与磺胺类药物可发生交叉过敏反应，有"磺胺过敏"史的发生变态反应的风险升高，此类患者应禁用磺脲类药物。葡萄糖 –6– 磷酸脱氢酶（G6PD）缺乏症患者使用磺脲类药物可致溶血性贫血，G6PD 缺乏症患者应避免使用本品。

磺脲类药物的不良反应发生情况见表 5–3（来源：药品说明书）。

表 5–3　磺脲类药物不良反应

| 不良反应 | 格列本脲 | 格列吡嗪 | 格列喹酮 | 格列齐特 | 格列美脲 |
|---|---|---|---|---|---|
| 低血糖、体重增加（常见） | √ | √ | √ | √ | √ |
| 腹泻、恶心、呕吐、腹痛、腹胀（可见） | √ | √ | √ | √ | √ |

| 不良反应 | 格列本脲 | 格列吡嗪 | 格列喹酮 | 格列齐特 | 格列美脲 |
|---|---|---|---|---|---|
| 过敏反应，如皮疹、瘙痒、荨麻疹（可见）皮肤大疱反应、多形性红斑、剥脱性皮炎（严重） | √ | √ | √ | √ | √ |
| 头痛、头晕、不适（可见） | √ | √ | | | |
| 视物模糊（可见） | | √ | | | √ |
| 鼻炎，流感综合征（少见） | | √ | | | √ |
| 关节痛、腿痉挛和肌痛（少见） | | √ | | | |
| 黄疸、肝功能损害（罕见或频率未知，可严重） | √ | √ | | √ | √ |
| 骨髓抑制、粒细胞减少（罕见，可严重） | √ | | √ | √ | √ |
| 味觉障碍，脱发（频率未知） | | | | | √ |

注：说明书中未明确标注发生率数值范围。

## （二）对心血管的影响

关于磺脲类药物可增加心血管死亡风险的特殊警告来源于UGDP（University Group Diabetics Program，美国大学组糖尿病方案）试验，1970年UGDP试验结果发表显示，与安慰剂组相比，接受甲苯磺丁脲治疗的糖尿病患者心血管死亡风险显著增高，但因该研究设计与实施存在诸多瑕疵，其结果有效性有待商榷，磺脲类药物的心血管安全性研究也备受关注。不同磺脲类药物的心血管安全性可能存在差异。有研究显示格列本脲、格列美脲、格列吡嗪和格列齐特，与膳食调整、安慰剂或其他活性药物相比，并不增加总体死亡风险、心血管死亡风险、心肌梗死风险或脑卒中风险。格列齐特和格列美脲对胰岛磺脲受体的选择性高于心脏受体，CAROLINA 研究是唯一一个 DPP-4 抑制剂利格列汀与活性药物格列美脲比较的心血管安全性试验，在这项研究中并未发现格列美脲增加 CVD 风险的证据。

## 三、格列奈类药物

### （一）不良反应

#### 1. 低血糖

格列奈类药物常见的不良反应是低血糖和体重增加，但低血糖的风险和程度较磺脲类药物轻。一项纳入 15 项试验的荟萃分析，评价了格列奈类单药治疗与安慰剂、二甲双胍或格列奈类与胰岛素联用相比的有效性，发现 17%~44% 的患者存在有症状的低血糖（3 项试验），4 项试验报道无严重低血糖发作。与安慰剂相比，格列奈类组患者体重变化的均数差值范围为 0~2.3kg。一项 meta 分析纳入 22 项试验，比较瑞格列奈加二甲双胍与二甲双胍单药治疗，发现两组的低血糖事件数量相近。在使用该类药物时，同样应警惕容易引起低血糖情况，告知患者定期监测血糖，预防低血糖发生。

**2. 体重增加**

使用格列奈类出现体重增加的风险与磺脲类相似。

格列奈类药物的不良反应发生情况见表5-4（来源：药品说明书）。

表5-4 格列奈类药物不良反应

| 不良反应 | 瑞格列奈 | 那格列奈 | 米格列奈钙片 |
|---|---|---|---|
| 低血糖（常见） | √ | √ | √ |
| 腹痛、腹泻（常见） | √ | √ | √ |
| 肝酶升高（罕见） | √ | √ | √ |
| 过敏反应，如红斑、瘙痒、皮疹、荨麻疹（罕见或有报道） | √ | √ | √ |
| 心肌梗死（严重不良反应，出现应立即停药）、心悸、室性早搏、血压升高（罕见且因果关系不明） | √ | | √ |
| 肌痛、关节痛、下肢僵直（偶见） | | | √ |
| 头痛（偶见或有报道） | | √ | √ |

注 发生率：常见＞1%（米格列奈钙片＞5%），偶见0.1%~1%（米格列奈钙片0.1%~5%），罕见＜0.1%。

## （二）对心血管系统的影响

目前尚无长期研究评估T2DM患者使用格列奈

类的心血管结局或死亡率。尚不明确曾发生过心肌梗死患者使用格列奈类的结局是否更差。但有报告患者使用米格利奈钙片出现心肌梗死（0.1%）症状，因此给药时应密切观察，出现时立即停止使用，并做适当处理。

## 四、噻唑烷二酮类药物

### （一）不良反应

噻唑烷二酮类药物常见的不良反应是体重增加和水肿，这些不良反应在与胰岛素联合使用时表现更加明显。噻唑烷二酮类药物的使用与骨折和心力衰竭风险增加相关。有心力衰竭（NYHA 心功能分级 Ⅲ 和 Ⅳ 级患者）、既往对噻唑烷二酮类药物或其他赋形剂具有过敏史的患者禁用本类药物。

#### 1. 体重增加

所有噻唑烷二酮类药物均可导致体重增加，呈剂量和时间依赖性。有试验显示，罗格列酮、吡格列酮可使体重分别增加 4.5kg、5.3kg。体重增加的原因可能是液体滞留，也可能噻唑烷二酮类诱发中枢神经系统中的 PPAR-γ 激活，使摄食增多和脂肪组织重量增加，亦有研究发现噻唑烷二酮类可上调促进脂肪细胞脂类储存的基因。

## 2. 水肿

所有噻唑烷二酮类药物均可引起液体潴留，联合胰岛素时更明显，噻唑烷二酮类药物治疗患者的外周水肿发生率为 4%~6%，心力衰竭病史患者中发生率更高。水肿会随着停用药物而可逆性好转，通常不需要入院治疗，除非同时出现了充血性心力衰竭。

## 3. 心衰风险

罗格列酮和吡格列酮均可引起或加重充血性心力衰竭。建议在初始服用或剂量增加后，监测患者心力衰竭的症状和体征。如果充血性心力衰竭的症状和体征进一步发展，则应给予标准治疗，并考虑停药或减量。心力衰竭（NYHA 心功能分级 Ⅲ 和 Ⅳ 级）的患者禁用本类药物。

## 4. 骨折

噻唑烷二酮类药物会降低骨密度并增加骨折风险，尤其是女性患者骨折发生率增加，以非椎体骨折为主。在糖尿病结局进展 ADOPT（糖尿病转归进展研究）试验中，对于女性，罗格列酮、二甲双胍和格列本脲的骨折发生率分别为 2.7 例 /（患者·年）、1.5 例 /（患者·年）和 1.3 例 /（患者·年）；而对于男性，不同药物的骨折发生率没有显著差异。评估罗格列酮对糖尿病心脏结局和血糖调节的影响研究即 RECORD 试验发现，罗格列酮组的骨折发生率高于对照组（8.3% vs. 5.3%，RR 1.57，95%CI 1.26~1.97），骨折主要发生在下肢远端和上肢，女性比男性更常见。在一项对 PROactive 研究中不良事件的回顾性研究中，接受吡格列酮的女性比接受安慰剂的女性骨折发生率更高（5.1% vs. 2.5%），但男性中没有这一情况。噻唑烷二酮类药物治疗相关的骨折风险绝对增加似乎较小。尽管如此，这类药物不应该用于骨密度较低或有其他骨折危险因素的女性。关于此类药物对男性骨骼的影响，多项观察性研究的结果不一致，提示需要进行更多研究来确定。

### 5. 其他

在噻唑烷二酮上市后经验中发现患者可出现黄斑水肿，表现为视物模糊或视力下降。诊断黄斑水肿时，大多数患者有周围性水肿，停药后可有所改善。因此应告知患者监测眼部症状，如任何视觉症状都应及时就诊，并考虑是否由药物引起。目前不能完全排除服用吡格列酮患者的膀胱癌风险，不建议吡格列酮用于有活动性膀胱癌的患者。如果患者有膀胱癌病史，应权衡吡格列酮的血糖控制益处与膀胱癌复发的未知风险。

噻唑烷二酮类药物的不良反应发生情况见表 5-5（来源：药品说明书）。

表 5-5 噻唑烷二酮类药物不良反应

| 不良反应 | 吡格列酮 | 罗格列酮 |
|---|:---:|:---:|
| 水肿（常见） | √ | √ |
| 上呼吸道感染、鼻窦炎、咽炎（常见） | √ | √ |
| 乳酸脱氢酶（LDH）和肌酸酶（CK（CPK））升高（常见） | √ | |
| 头痛（常见） | | √ |
| 血压升高、心胸比增大、心电图异常、心悸、胸部压迫感或面部潮红（少见）；心力衰竭（发生率未知） | √ | √ |
| 背痛、关节痛（少见）、骨折、肌痛、虚弱、肌酸激酶增加（发生率未知） | √ | √ |
| 贫血、白细胞减少或血小板减少（少见） | √ | √ |
| 皮疹、湿疹、瘙痒（少见） | √ | √ |
| 恶心、呕吐、胃部不适、烧心、腹痛、腹胀、腹泻、便秘、食欲亢进或食欲减退（少见）；胃溃疡复发（发生率未知） | √ | √ |
| 肝酶升高（少见） | √ | √ |
| 头晕、蹒跚、头痛、困倦、不适、虚弱或麻木（少见） | √ | √ |
| 体重增加（少见）、低血糖（与其他降糖药物联用时） | √ | √ |
| 黄斑水肿，视觉异常（发生率未知） | √ | √ |

注：不良反应发生率 > 5% 为常见，发生率 0.1%~5% 为少见。

## （二）低血糖风险

噻唑烷二酮类药物单独使用时不增加低血糖风险，但与胰岛素或胰岛素促泌剂联合使用时可增加低血糖风险。

# （三）对心血管系统的影响

噻唑烷二酮类药物的心血管影响可能取决于其激活 PPAR 的特异性。相比罗格列酮，吡格列酮不仅是 PPAR-γ 激动剂还是 PPAR-α 的部分激动剂。美国 FDA 黑框警示罗格列酮和吡格列酮均可引起或加重充血性心力衰竭，有荟萃分析纳入探讨噻唑烷二酮类药物治疗或预防 T2DM 的随机试验。其研究结果发现与安慰剂组相比，噻唑烷二酮类药物的发生心力衰竭的相对危险度为 1.5（95%CI 1.2~2.4）至 2.1（95%CI 1.1~4.1）。RECORD 研究相比于二甲双胍联合磺脲类，二甲双胍或磺脲类联合罗格列酮增加了 T2DM 的心衰风险。因此，使用前后应评估并监测患者有无心力衰竭的症状和体征，具体可参见上文心衰风险的叙述。

两种药物对心力衰竭发生率的影响相似（均为增加风险），但对缺血性结局的影响似乎不同。吡格列酮可能降低主要不良动脉粥样硬化性心血管事件的风险，而罗格列酮尚不确定。有 Meta 分析指出，罗格列酮可能增加心肌梗死发病率和相关疾病死亡率。2010 年美国、欧洲陆续采取了对罗格列酮的销售限制。RECORD 试验结果及重新审查的结果及 BARI2D 试验均支持罗格列酮不会增加心血管不良事件，于是 2013 年 FDA 取消了对罗格列酮处方和销售限制。此外，两者对血脂浓度的影响不同，吡格列酮单药治疗或与其他降糖药物联合治疗时，LDL-C 水平通常恒定，而使用罗格列酮期间患者的 LDL-C 水平升高了 8%~16%；而且，与罗格列酮相比，使用吡格列酮的患者可出现甘油三酯水平下降。

## 五、α-葡萄糖苷酶抑制剂

### （一）不良反应

#### 1. 胃肠道不良反应

胃肠道症状是 α-葡萄糖苷酶抑制剂常见的不良反应，主要表现为肠胃胀气、腹泻/软便、腹痛和腹部不适，也可见恶心、呕吐、消化不良、口腔炎等。不同 α-葡萄糖苷酶抑制剂引起的胃肠道不良反应的发生率略有不同。这些症状通常为轻度到中度，随用药时间延长，其频率和强度会降低。其具有剂量相关性，从小剂量开始，逐渐增加剂量是减少 α-葡萄糖苷酶抑制剂不良反应的有效方法。在坚持严格的糖尿病饮食后如仍有严重的不适症状，应暂时或长期减小剂量。

此外，上市后监测发现，消化系统的不良反应还可表现为肠梗阻/亚肠梗阻、黄疸和/或肝炎以及相关的肝损害、肠壁囊样积气症，上述不良反应在上市后监测过程中发现，其发生率目前不能评估。肠壁囊样积气症可伴随有腹泻、黏液排出、直肠出血和便秘，并发症可能包括腹扭转、肠梗阻、肠套叠、肠出血和肠穿孔，如疑有肠气囊肿症，应立即停用。

因此，此类药物禁用（阿卡波糖）或慎用（伏格列波糖）于因肠内气体形成增加而病情恶化的患者，如有腹部手术史、肠溃疡、肠梗阻或肠梗阻倾向、严重疝气等。禁用于有明显消化或吸收障碍的慢性肠道疾病患者，尤其是炎症性肠病。禁用于糖尿病酮症酸中毒者。

### 2. 肝脏不良反应

据报道，在 α- 葡萄糖苷酶抑制剂治疗时可能出现无症状的血清转氨酶浓度升高，导致 AST 和 ALT 高出正常上限 3 倍以上的风险增加。其中阿卡波糖发生率在 0.1% 至 < 1%，伏格列波糖发生率 0.1% 至 < 5%。尚不清楚这是毒性反应，还是超敏反应相关的反应。国外亦有报告阿卡波糖导致的严重不良反应——致死性暴发性肝炎，但与阿卡波糖的关系尚不明确。也有一例伏格列波糖过敏引起的伴有严重胆汁淤积的肝炎。作者认为是伏格列波糖 – 载体复合物介导的超敏反应，该情况可能与伏波列波糖使用存在因果关系。

因此，此类药物应考虑在用药的头 6~12 个月监测肝酶的变化，建议每隔 3 个月监测一次。如果观察到肝酶升高，尤其是在持续升高的情况下，可能需要减少剂量或者停止治疗。阿卡波糖禁用于严重肝病（严重肝功能不全）和肝硬化患者。

### 3. 其他

伏格列波糖曾有报道几例口服 10~20 分钟后出现严重头晕，伴恶心、呕吐的病例，需要停药。上述病例大多数为老年人，伴有不同程度的微血管或大血管病变。可能与未消化的寡糖导致的血管内液体向胃肠道转移，引起循环血量减少，从而引起微循环或大循环障碍相关。

α- 葡萄糖苷酶抑制剂类药物的不良反应发生情况见表 5-6（来源：药品说明书）。

表 5-6　α- 葡萄糖苷酶抑制剂不良反应

| 不良反应 | 阿卡波糖 | 伏格列波糖 | 米格列醇片 |
|---|---|---|---|
| 胃肠胀气、腹泻、胃肠道和腹部疼痛、恶心、呕吐、消化不良（常见），不完全肠梗阻、肠梗阻或肠壁囊样积气症（罕见或频率未知） | √ | √ | √ |
| 肝酶升高（偶见），黄疸、肝炎（罕见或有报道） | √ | √ | |
| 血小板减少（偶见或频率未知） | √ | √ | |
| 头晕、头痛（偶见） | | √ | |
| 过敏反应（皮疹、红斑、荨麻疹）（罕见或有报道） | √ | √ | √ |

续表

| 不良反应 | 阿卡波糖 | 伏格列波糖 | 米格列醇片 |
|---|---|---|---|
| 水肿（罕见） | √ | √ | |
| 急性全身发疹性脓疱性皮病（频率未知） | √ | √ | |

注　发生率：常见＞1%（伏格列波糖＞5%），偶见0.1%至＜1%（伏格列波糖0.1%至＜5%），罕见＜0.1%。

## （二）低血糖风险

α-葡萄糖苷酶抑制剂作为单药治疗通常不会引起低血糖，但是与其他降糖药物（如磺脲类、二甲双胍或胰岛素）联合使用，可增加低血糖的可能性，应调整合并用药的剂量。由于本类药物可抑制蔗糖水解成葡萄糖和果糖，但不会抑制葡萄糖的吸收。因此发生急性低血糖时，应使用葡萄糖或蜂蜜纠正低血糖反应，不宜使用蔗糖。严重的低血糖可能需要静脉输注葡萄糖或注射胰高血糖素治疗。

## （三）对心血管系统的影响

α-葡萄糖苷酶抑制剂似乎不会增加不良心血管事件的风险，并且有一些数据表明其还可能降低心肌梗死的风险。有关α-葡萄糖苷酶抑制剂对血脂影响的数据不一致。

## （四）对体重的影响

在评估 α- 葡萄糖苷酶抑制剂的短期试验期间，患者体重没有变化或只有轻微下降；在 UKPDS 研究中，经过 3 年的对照试验发现，阿卡波糖在患者使用的第一年就能够显著降低体重，不排除药物本身造成的腹部胀气、腹泻等消化道问题所致。

# 六、二肽基肽酶 -4 抑制剂

## （一）不良反应

短期研究显示，二肽基肽酶 4 抑制剂 DPP-4i 的耐受性良好，尚未确定 DPP-4i 抑制剂长期使用的安全性。常见副作用包括头痛、鼻咽炎及上呼吸道感染。胃肠道不良反应轻微，主要表现为恶心、呕吐和腹泻等，但一般症状轻微且持续时间较短，无需特殊处理。

### 1. 鼻咽炎

鼻咽炎可表现为鼻塞、流涕、咽喉部疼痛不适、咳嗽、喘息和乏力等症状，多在停药 3 天后症状消退，但也有过敏性鼻炎的报道。西格列汀、利格列汀、阿格列汀均有鼻咽炎的不良反应。

### 2. 胰腺炎

使用 DPP-4i 抑制剂可出现急性胰腺炎。西格列汀、沙格列汀和阿格列汀、利格列汀、维格列汀在上市后都有急性胰腺炎，甚至是致命性急性胰腺炎的病例报告。目前没有足够的资料来判断两者有无因果关系。如果患者出现持续重度腹痛、伴或不伴恶心，应警惕胰腺炎，并停用 DPP-4i 抑制剂。一旦确诊不再建议使用 DPP-4i 抑制剂。此外，有胰腺炎病史的患者不建议启用 DPP-4i 抑制剂。回顾现有资料，目前的证据不足以确认基于 DPP-4i 抑制剂的治疗会增加胰腺癌风险。

### 3. 过敏反应

在上市后报告中，西格列汀、沙格列汀、利格列汀、阿格列汀及维格列汀均可引起超敏反应，包括全身性过敏反应、血管性水肿和皮肤水疱性病变（如大疱性类天疱疮），以及 Stevens-Johnson 综合征。鉴于上述不良反应主要来自于自发呈报系统，无法判断其发生率及与药物的因果关系。这些反应常发生在治疗开始的 3 个月内，部分在首次服用之后。如怀疑发生超敏反应，应停止使用本品，评估是否有其他潜在的原因。

### 4. 肌肉骨骼

肌肉和骨骼的不良反应包括肌肉痛、关节痛、四肢痛、背痛，部分 DPP-4i 抑制剂（西格列汀、维格列汀、沙格列汀）还可出现重度关节痛。美国FDA 于 2015 年 8 月 28 日发布安全通报，警告 DPP-4i 抑制药用于 2 型糖尿病可致严重关节痛。症状可发生于开始 DPP-4i 抑制剂治疗后的 2 日至 5 个月。大部分在停药后 1 个月内可消退。如果使用期间发生重度持续性关节痛，则应停药，并评估患者的症状是否消退。如果停药 1 个月后症状仍未消退，应寻找其他原因。

### 5. 肝功能

根据上市后经验，维格列汀和阿格列汀可能会引起肝功能障碍（肝酶升高、肝炎），无法确定其因果关系及发生率。建议在开始使用维格列汀及阿格列汀前检测肝功能，并且在治疗的第 1 年里每 3 个月复测 1 次。肝损伤患者（包括开始给药前 ALT 或 AST ＞正常值上限 2.5 倍的患者）不推荐使用维格列汀。使用者出现肝酶持续升高或 ALT 或 AST 大于正常值上限 3 倍建议停药。

### 6. 免疫功能

虽然 DPP-4i 抑制剂对 GLP-1 相对具有特异性，由于 DPP-4 底物普遍存在，目前尚不清楚长期使用 DPP-4i 抑制剂安全性，特别是免疫功能方面。选择性低的 DPP-4i 抑制剂其不良反应的风险可能更高。应特别关注每种 DPP-4i 抑制剂所特有的不良反应。

DPP-4i 抑制剂类药物的不良反应发生情况见表

5-7（来源：药品说明书）。

表 5-7　二肽基肽酶 -4 抑制剂（DPP-4i）不良反应汇总

| 不良反应 | 维格列汀 | 阿格列汀 | 西格列汀 | 沙格列汀 | 利格列汀 |
|---|---|---|---|---|---|
| 上呼吸道感染、鼻咽炎、头痛（常见） | √ | √ | √ | √ | √ |
| 恶心、腹痛、腹泻（常见） | √ | | √ | | √ |
| 胰腺炎（少见或上市后经验） | √ | √ | √ | | √ |
| 过敏反应，如荨麻疹（少见或上市后经验）；大疱状或剥脱性皮肤损伤（严重） | √ | √ | √ | | √ |
| 泌尿系感染（常见） | | | | √ | √ |
| 心悸（常见） | √ | | | | |
| 高脂血症（常见） | | | | | √ |
| 体重增加、便秘（常见） | | | | | √ |
| 低血糖（联合胰岛素、磺脲类药物）（常见） | √ | √ | √ | | √ |
| 关节痛、肌肉痛、四肢痛、背痛（可见或上市后经验） | √ | | √ | | √ |
| 肾功能减退（上市后经验） | √ | | √ | | |
| 肝酶升高（上市后经验） | √ | √ | | | |
| 眩晕、震颤及头晕、乏力（常见） | √ | | | | |
| 衰弱、外周性水肿（常见） | √ | | | √ | |
| 淋巴细胞减少（少见） | | | | √ | |

注　发生率：常见＞ 1%，少见 0.1% 至＜ 1%。

## （二）低血糖风险

单独使用 DPP-4i 抑制剂不增加发生低血糖的风

险。但在与胰岛素、胰岛素促泌剂合用时，尤其是肾功能不全患者中，应注意调整剂量，减少低血糖风险。

## （三）对心血管的影响

在心血管安全性方面，沙格列汀、阿格列汀、西格列汀、利格列汀的 CVOT 研究结果显示，不增加动脉粥样硬化性心血管事件（ASCVD）不良结局的风险。但沙格列汀心血管结局试验（SAVOR 试验）显示，在已确诊 ASCVD 或伴有多种 ASCVD 风险因素的患者中，与安慰剂相比，使用沙格列汀的患者因为心力衰竭住院的患者比例增加。EXAMINE 研究分层分析显示，阿格列汀增加基线无心衰史患者的心衰住院风险。美国 FDA 在含有沙格列汀和阿格列汀的降糖药物说明书中增加患者因心力衰竭而住院的风险警示信息。后又在利格列汀和西格列汀说明书中增加了心力衰竭风险的警示信息。建议在具有心力衰竭高风险的患者中，起始使用沙格列汀及阿格列汀治疗前评估风险和获益。所有的 DPP-4i 抑制剂治疗期间需观察心力衰竭的体征和症状。应告知患者心力衰竭的典型症状，在出现相应症状时立即向医生报告。如果发生心力衰竭，应根据当前的治疗标准进行评价处理，考虑停用 DPP-4i 抑制剂。

## （四）对体重的影响

DPP-4i 抑制剂对体重的作用为中性或没有影响。

# 七、钠 - 葡萄糖共转运蛋白 2 抑制剂

## （一）不良反应

钠 - 葡萄糖共转运蛋白 2 抑制剂（SGLT2i）常见的不良反应为泌尿系统和生殖系统感染、泌尿生殖道瘙痒、血容量不足相关的不良反应（低血压、脱水、直立性低血压等），罕见不良反应包括糖尿病酮症酸中毒。也有排尿增加（尿频、尿急、夜尿、尿量增加），口渴，恶心、便秘，头痛，急性肾损伤，背痛、关节痛，骨折，截肢，超敏反应等不良反应出现。

### 1. 泌尿生殖道感染

SGLT2i 通过抑制肾脏葡萄糖重吸收从而促进葡萄糖从尿中排泄而发挥作用，也正是因为该作用机制，SGLT2i 的主要安全性问题之一是尿液中高浓度的葡萄糖导致的泌尿系及生殖器感染风险增加。女性中泌尿生殖道感染更常见。生殖道感染以真菌感染为主。也有使用 SGLT2i 后导致严重的、致死的感染的

报告，如尿源性脓毒症和肾盂肾炎，会阴坏死性筋膜炎（Fournier 坏疽）。对于频发细菌性泌尿道感染或泌尿生殖系统酵母菌感染者应避免使用该类药物。对使用者应监测是否出现泌尿生殖道感染的体征及症状。

## 2. 低血压

SGLT2i 可引起渗透性利尿及血容量不足，可表现为低血压、体位性头晕、脱水、直立性低血压、晕厥等。特别是肾损害患者、老年患者、同时接受利尿剂或接受 ACE 抑制剂或 ARB 的患者，SGLT2i 可能引起有症状的低血压。应在开始 SGLT2i 治疗前评估容量状态，并在治疗过程中注意监测体征及症状。

## 3. 酮症酸中毒

在 SGLT2i 的临床试验及上市后风险监测中已识别到酮症酸中毒的风险，在恩格列净、卡格列净、达格列净、艾拓格列净中均已发现相关病例。FDA 也发布警告使用 SGLT2i 治疗 2 型糖尿病可能会引起酮症酸中毒，且需要住院治疗。有研究显示卡格列净导致 DKA 的风险最高。需注意的是，使用 SGLT2i 的 T2DM 患者可发生"正常血糖性"酮症酸中毒。在这些患者中，没有出现明显的高血糖，这会掩盖对糖尿病酮症酸中毒的识别。因此，无论血糖水平如何，如果使用 SGLT2i 的患者出现恶心、呕吐或不适，应监测其血酮体水平。确诊为酮症酸中毒者应立即停用。有糖尿病酮症酸中毒的易感因素，如胰腺功能不全、物质或酒精滥用障碍者避免使用。有手术计划的患者应考虑在手术前至少 3 天暂停使用，不提倡将 SGLT2i 用于 1 型糖尿病患者。以上行为属于超适应证用药。

### 4. 急性肾损伤

有临床试验及上市后报告，发现在 SGLT2 抑制剂治疗的患者中出现急性肾损伤，其中一些患者需要住院和透析。上市后报告中发现，约有一半发生在启用 SGLT2 抑制剂治疗的 1 个月内，大多数患者在停用该药后改善。而旨在评估确诊 CVD 的 T2DM 患者中心血管事件发生率和死亡率的试验显示，SGLT2i 降低了肾病加重的发生率，提示其具有肾脏保护作用。尽管如此，仍应在启用 SGLT2i 前评估肾功能，并在治疗过程中监测肾功能。这类药物在以下情况下要慎用：伴有容易引起急性肾损伤的共存疾病（如心力衰竭、低血容量），以及与同时使用其他容易引起急性肾损伤的药物。当 eGFR 为 45~60ml/min 时，需调整剂量并进行更频繁的监测。

### 5. 截肢

有文献显示，SGLT2i（尤其是卡格列净、艾拓格列净）会增加截肢的风险。CANVAS 和 CANVAS-R 研究显示，和安慰剂组对比使用卡格列净后下肢截肢的风险升高。风险约为安慰剂组的 2 倍，以足趾和足中部位的截肢最常见。下肢感染、坏疽和糖尿病性足部溃疡是最常见的导致截肢的诱发事件。有既往截肢术、外周血管病和神经病变病史的患者，截肢风险更高，在使用前应考虑以上因素。SGLT2i 不建议用于有足部截肢风险的患者，包括有神经病变（失去保护性感觉）、足部畸形、血管疾病和既往足部溃疡史。SGLT2i 使用者应监测是否出现足部溃疡的体征及症状，如下肢部位的感染（包括骨髓炎）、下肢新发疼痛或触痛、疮或溃疡，如果出现这些并发症应停止使用。同时需要向患者强调（或说明）采取常规预防性足部护理的重要性。

### 6. 骨折

研究发现卡格列净可能使骨折风险增加，且最早在开始治疗后 12 周发生。其发生可能是由直立性低血压导致的体位性头晕及跌倒所致，尤其是有老年人中仅使用药物 12 周发生骨折的病例。另外，卡格列净可能对骨密度也有不利影响，但机制未明，其他 SGLT2i 可能也会导致骨量减少和骨折增多。因此，骨密度较低且跌倒和骨折风险较高者应避免使用该类药物。

SGLT2i 类药物的不良反应发生情况见表 5-8（来源：药品说明书）。

表 5-8　钠 – 葡萄糖协同转运蛋白 2 抑制剂（SGLT2i）

不良反应汇总

| 不良反应 | 达格列净 | 恩格列净 | 卡格列净 | 艾拓格列净 |
|---|---|---|---|---|
| 各种尿路感染、排尿增加（多尿、尿频、尿量增加）、排尿不适（常见） | √ | √ | √ | √ |
| 女性生殖器真菌感染；男性生殖器真菌感染（常见） | √ | √ | √ | √ |
| 血容量不足不良反应（口渴、脱水、低血容量、体位性低血压、低血压）（常见） | √ | √ | √ | √ |
| 肢体疼痛、背痛、关节痛（常见） | √ | √ | √ | √ |
| 鼻咽炎、流感（常见） | √ | √ | √ | √ |
| 恶心、便秘（常见）；腹痛、胰腺炎（少见） | √ | √ | √ | √ |
| 急性肾损伤、尿脓毒症、肾盂肾炎、会阴坏死性筋膜炎（少见及上市后经验） | √ | √ | √ | √ |
| 血脂异常（可见） | √ | √ | √ | √ |
| 低血糖、糖尿病酮症酸中毒（少见） | √ | √ | √ | √ |
| 过敏反应（皮疹、血管性水肿、荨麻疹等）（少见或上市后经验） | √ | √ | √ | |
| 跌倒、骨密度下降（少见） | | | √ | |
| 截肢、骨折（罕见） | | | √ | √ |

注　发生率：常见＞1%，少见 0.1% 至＜1%，罕见 0.01% 至＜0.1%。

## （二）低血糖风险

当与胰岛素或胰岛素促泌剂联用时，SGLT2i 可能会增加低血糖风险，应加强血糖监测，及时调整药物剂量，降低低血糖风险。

### （三）对心血管的影响

SGLT2i 在大型心血管结局及肾脏结局的研究中显示了心血管及肾脏获益。恩格列净和卡格列净使心血管死亡、非致死性心肌梗死和卒中风险降低；恩格列净、卡格列净、达格列净和艾托格列净均有效降低心力衰竭住院风险。

### （四）对体重的影响

SGLT2i 可减轻体重，使体重下降 0.6~3.0kg，体重减轻似乎可长时间维持。

## 八、胰高血糖素样肽-1 受体激动剂

### （一）不良反应

#### 1. 胃肠道反应

GLP-1RAs 的不良反应主要是胃肠道反应，包括恶心、呕吐、腹泻腹胀等，发生率在 10%~50%，大部分为轻至中度，且呈剂量依赖性。常发生于治疗初期，随着使用时间延长，不良反应逐渐减轻。这些药

物可减慢胃排空，不推荐用于严重胃肠道疾病患者（包括炎症性肠病、胃轻瘫）。

## 2. 胰腺不良反应

在临床试验及上市后监测中，均发现急性胰腺炎与 GLP-1RAs 治疗相关，包括坏死性或出血性胰腺炎和死亡病例。目前还没有充分的数据来确定两者是否存在因果关系。总的来说，胰腺炎的发生率很低。也有研究发现 GLP-1RAs 与磺脲类药物等口服降糖药物相比，胰腺炎风险并无差异。但对于有持续性剧烈腹痛（伴或不伴恶心）的患者，应考虑胰腺炎并停用 GLP-1RAs。另外，不应在有胰腺炎病史的患者中使用 GLP-1RAs。

有报告艾塞那肽亚临床胰腺炎症、胰腺癌和神经内分泌肿瘤的风险增加，尚不确定其因果关系。但 FDA 和欧洲药品管理局回顾现有数据后认为，没有足够的证据证明基于 GLP-1 的疗法会增加胰腺癌风险。

## 3. 过敏反应

GLP-1RAs 引起的注射部位反应，包括注射部位瘙痒、红斑、皮疹等，这些反应通常都为轻度，罕见有速发过敏反应。在艾塞那肽微球制剂中还报告了注射部位的脓肿、蜂窝织炎和坏死，伴或不伴皮下结节。GLP-1RAs 所致血管性水肿和全身性过敏反应偶有报道，包括司美格鲁肽、利拉鲁肽、度拉糖肽、艾塞那肽和利司那肽。如果患者对任何 GLP-1RAs 有超敏反应病史或过敏反应，建议立即停用并给予标准治疗和监测。使用 GLP-1RAs 可能产生抗 GLP-1RAs 的抗体，与含蛋白或肽类的药品潜在免疫特性一致。大多数抗体滴度随时间逐渐下降，不影响血糖控制。然而也可能出现减弱血糖控制效果的高滴度抗体。

### 4. 甲状腺癌的说明

对啮齿类动物的研究发现，利拉鲁肽和度拉糖肽与甲状腺 C 细胞良性和恶性肿瘤有关。目前尚不清楚 GLP-1RAs 是否会引起人类甲状腺 C 细胞肿瘤，包括甲状腺髓样癌。因为人类的 C 细胞数量比大鼠少得多，而且人类 C 细胞中 GLP-1 受体的表达水平非常低。长效 GLP-1RAs 和类似物对人体甲状腺 C 细胞的潜在影响有待进一步研究。对于有甲状腺髓样癌或 2A/2B 型多发性内分泌腺肿瘤个人史或家族史的患者，不推荐使用 GLP-1RAs。

GLP-1RAs 类药物的不良反应发生情况见表 5-9（来源：药品说明书）。

表 5-9 胰高血糖素样肽 -1 受体激动剂（GLP-1RAs）不良反应

| 不良反应 | 艾塞那肽 | 利拉鲁肽 | 利司那肽 | 贝那鲁肽 | 聚乙二醇洛塞那肽 | 度拉糖肽 | 艾塞那肽微球制剂 | 司美格鲁肽 |
|---|---|---|---|---|---|---|---|---|
| 恶心、腹泻、呕吐、消化不良、上腹痛、便秘、胃炎、肠胃胀气、腹胀、胃食管反流、腹部不适、厌食、食欲下降（常见） | √ | √ | √ | √ | √ | √ | √ | √ |
| 鼻咽炎、支气管炎（常见） |  | √ | √ | √ |  |  |  |  |
| 低血糖（常见于联用胰岛素或磺脲类等药物）（常见） | √ | √ | √ | √ | √ | √ | √ | √ |
| 疲乏、头痛、头晕（常见） | √ | √ | √ | √ | √ | √ | √ | √ |
| 心率升高（常见） |  | √ |  | √ |  | √ |  |  |
| 皮疹、荨麻疹、瘙痒症（常见） |  | √ |  | √ |  |  | √ |  |
| 注射部位各种反应（常见） | √ | √ |  | √ | √ | √ | √ | √ |
| 脂肪酶升高、淀粉酶升高（常见） |  | √ |  |  |  |  |  | √ |
| 肝功能异常（常见） |  |  |  | √ | √ |  |  |  |
| 盆腔炎、肾损害（常见） |  |  |  | √ | √ |  |  |  |
| 泌尿系感染（常见） |  |  |  | √ |  |  |  |  |

| 不良反应 | 艾塞那肽 | 利拉鲁肽 | 利司那肽 | 贝那鲁肽 | 聚乙二醇洛塞那肽 | 度拉糖肽 | 艾塞那肽微球制剂 | 司美格鲁肽 |
|---|---|---|---|---|---|---|---|---|
| 肾损害，急性肾衰竭（少见） | √ | √ | | | | | | |
| 胆石症、胆囊炎（少见） | | √ | | | | √ | √ | √ |
| 肠梗阻、胰腺炎（罕见） | √ | √ | | | | √ | | √ |

注：不良反应发生率＞1% 为常见，0.1% 至＜1% 为少见，0.01% 至＜0.1% 为罕见。

## （二）低血糖风险

GLP-1RAs 低血糖风险较小。与已知可导致低血糖的糖尿病药物（如基础胰岛素、磺脲类、格列奈类）联用，可能使低血糖风险增加。大多数低血糖程度为轻到中度，可通过口服碳水化合物缓解。应告知患者发生低血糖的可能性，定期监测血糖，及时调整药物剂量，减少低血糖风险。

## （三）对心血管的影响

基于目前已完成的 CVOT 研究结果，利拉鲁肽、度拉糖肽和司美格鲁肽显示出了心血管保护作用，而利司那肽和艾塞那肽的心血管效应则为中性。贝那鲁肽和聚乙二醇洛塞那肽目前尚缺乏 CVOT 研究数据。已完成的 7 项大型的 CVOT 研究显示，GLP-1RAs 对 T2DM 患者心力衰竭的影响为中性。因此，对于合并动脉粥样硬化性心血管疾病或心血管风险极高危的患者，建议使用具有心血管获益证据的 GLP-1RAs。

## （四）对体重的影响

GLP-1RAs 可降低体重。研究显示，GLP-1RAs

与安慰剂相比，可使 T2DM 患者的体重下降 1.34kg，超重或肥胖患者体重下降 2.8kg。

## 九、胰岛素制剂

### （一）不良反应

低血糖是胰岛素治疗中最常见的不良反应。低血糖发生的频率随患者人群、剂量方案和血糖控制水平的不同而变化。另外胰岛素治疗初期阶段，还可能发生屈光不正、水肿和注射部位反应（注射部位疼痛、发红、荨麻疹、炎症、肿胀和瘙痒），这些反应通常为一过性。快速改善血糖控制水平可能发生急性痛性神经病变，这种症状通常是可逆的。尽管快速改善血糖控制的胰岛素强化治疗可能会暂时性恶化糖尿病视网膜病变，但长期改善血糖控制可以降低糖尿病视网膜病变进展风险。全身性过敏反应（症状可能包括全身性皮疹、瘙痒、出汗、胃肠道不适、血管神经性水肿、呼吸困难、心悸和血压下降）十分罕见，但可能危及生命。

#### 1. 低血糖

低血糖是胰岛素治疗中最常见的不良反应。低血糖发生的频率随患者人群，剂量方案和血糖控制水平的不同而变化。低血糖症状通常为突然发生，可表现为冷汗、皮肤湿冷、疲劳、紧张或颤抖、焦虑、异常疲倦或虚弱、神志不清、注意力集中困难、嗜睡、过度饥饿、视力改变、头痛、恶心和心悸。严重的低血糖可能导致意识丧失和（或）惊厥以及暂时性或永久性脑损伤甚至死亡。患者漏餐或进行无计划、高强度的体力活动，可能导致低血糖。

## 2. 超敏反应

已有文献报道使用胰岛素后可发生数种超敏反应。这些反应可能是由胰岛素本身所致，也可能是胰岛素制剂中的添加剂所致。人胰岛素和胰岛素类似物引起的超敏反应很少见。相比之下，相对不纯的异源猪胰岛素和牛胰岛素广泛应用时，胰岛素超敏反应更为常见，因为这类制剂具有更强的免疫原性。

超敏反应分为速发型和迟发型。速发型反应一般发生在注射后 1 小时内，可表现为注射部位局部红斑或瘙痒性风团，也可以是全身性过敏反应，如泛发性荨麻疹、瘙痒、血管性水肿或低血压。对于有速发型反应的患者，建议停止当前的胰岛素（仅部分 T2DM 可以停用胰岛素），给予抗组胺药物对症治疗（如果反应轻微且为局部），凭经验更换胰岛素。如果没有合适的替代制剂或者使用其他胰岛素无法充分控制血糖，可进行胰岛素脱敏。迟发型反应发生在注射后 1 小时之后，一般在 6~24 小时之间发生，常见的表现包括注射部位湿疹性皮肤改变、发硬或结节。迟发型反应通常随时间自行消退。

### 3. 注射部位刺激

胰岛素注射可能发生注射部位异常，包括疼痛、发红、荨麻疹、炎症、瘀青、肿胀和瘙痒。多数情况下，注射部位的局部症状较轻，改进注射方法和采取其他简单措施即可控制。应对患者进行如下教育：在同一注射区域内不断轮换注射点，避免在皮带扣或腰带摩擦处注射，注射前先短暂冷却注射部位，尝试使用更短的针头，注射后按摩注射部位片刻，在安静的环境中注射，可能有助于减少和预防此类反应。注射部位反应通常于数日至数周内自行缓解。在很少的病例中可能因注射部位异常而需中断本品治疗。这些反应大多是由刺激引起的，并不是超敏反应。

### 4. 其他可能的胰岛素免疫反应

脂肪代谢障碍为偶见不良反应，包括脂肪增生和脂肪萎缩，以及胰岛素抵抗。

动物胰岛素、人胰岛素、人胰岛素类似物的不良反应发生情况见表 5-10 至表 5-12（来源：药品说明书）。

表 5-10　动物胰岛素不良反应

| 不良反应 | 胰岛素注射液 | 低精蛋白锌胰岛素 | 精蛋白锌胰岛素 | 精蛋白锌胰岛素（30R） |
|---|---|---|---|---|
| 低血糖（出汗、心悸、乏力，重者出现意识障碍、共济失调、心动过速甚至昏迷） | √ | √ | √ | √ |
| 全身及局部性的过敏反应。局部注射部位红肿、瘙痒、荨麻疹。全身性的荨麻疹，可伴或不伴血管神经性水肿、呼吸道症状及少见的低血压、休克甚至死亡 | √ | √ | √ | √ |
| 注射部位脂肪萎缩、脂肪增生 | √ | √ | | √ |
| 眼屈光失调 | √ | √ | √ | √ |

注：说明书中未标明发生率

表 5-11　人胰岛素不良反应

| 不良反应 | （生物合成）人胰岛素 | （生物合成）精蛋白人胰岛素 | （生物合成）精蛋白人胰岛素（30R/50R） |
|---|---|---|---|
| 低血糖（最常见，频率未明确，严重者可致神志不清甚至死亡） | √ | √ | √ |
| 注射部位反应（注射部位疼痛、皮肤发红、皮疹、炎症、瘀青、肿胀和瘙痒，通常为一过性）、水肿（常见） | √ | √ | √ |

| 不良反应 | （生物合成）人胰岛素 | （生物合成）精蛋白人胰岛素 | （生物合成）精蛋白人胰岛素（30R/50R） |
|---|---|---|---|
| 风疹、皮疹（少见）；过敏反应（包括全身性皮疹、瘙痒、出汗、胃肠道不适、血管神经性水肿、呼吸困难、心悸、血压下降及昏晕，有可能危及生命）（十分罕见） | √ | √ | √ |
| 屈光异常（少见） | √ | √ | √ |
| 注射部位脂质营养不良或脂肪肥大，脂肪代谢障碍（少见） | √ | √ | √ |
| 外周神经病变(神经痛，血糖快速改善引起，通常可逆)（罕见） | √ | √ | √ |

注　发生率：常见＞1%，少见 0.1% 至＜1%，罕见 0.01% 至＜0.1%，十分罕见＜0.01%。

表 5-12　人胰岛素类似物不良反应

| 不良反应 | 门冬胰岛素 | 谷赖胰岛素 | 赖脯胰岛素 | 德谷胰岛素 | 甘精胰岛素 | 地特胰岛素 | 德谷门冬双胰岛素 |
|---|---|---|---|---|---|---|---|
| 低血糖、体重增加（常见） | √ | √ | √ | | √ | √ | √ |
| 注射部位反应及局部过敏反应（注射部位发红、注射点疼痛、皮疹、肿胀及瘙痒）（常见） | | √ | √ | √ | √ | √ | √ |
| 鼻咽炎、上呼吸道感染、流行性感冒（常见） | √ | √ | √ | √ | √ | √ | |
| 头痛（常见） | | | √ | √ | | | |
| 疼痛、发热、衰弱（常见） | | | √ | | | | |
| 外周水肿（常见） | | √ | | | | | |
| 关节痛（常见） | | √ | | | | | |
| 高血压（常见） | | √ | √ | | | | |
| 恶心、腹痛、腹泻（常见） | √ | | | √ | | | |

| 不良反应 | 门冬胰岛素 | 谷赖胰岛素 | 赖脯胰岛素 | 德谷胰岛素 | 甘精胰岛素 | 地特胰岛素 | 德谷门冬双胰岛素 |
|---|---|---|---|---|---|---|---|
| 肌痛、尿路感染（常见） | | | √ | | | | |
| 脂肪增生（常见） | | | | | √ | | |
| 全身性过敏反应（少见或罕见，可表现为全身皮疹，胸闷气短、呼吸困难、血压下降，脉搏加快或出汗，有可能比较严重） | √ | √ | √ | √ | √ | √ | √ |

注 发生率：＞1% 为常见，0.1% 至＜1% 为少见，0.01% 至 0.1% 为罕见。

## （二）对心血管的影响

无论血糖达到多少，与口服药相比，胰岛素既不会减少也不会增加严重心血管不良事件的发生，胰岛素类型也不会影响心血管结局。

## （三）对体重的影响

胰岛素可能会使体重增加，胰岛素抵抗或肥胖都是胰岛素相关体重增长的易感因素。体重增长的程度取决于胰岛素方案的强度和饮食特征。UKPDS 研究显示，胰岛素治疗 10 年后 T2DM 患者体重平均增加 7kg，治疗之初体重增长最快。可着重通过调整饮食及生活方式来预防体重增加。如果持续饮食不当、血糖控制改善后糖尿减少、有意或无意加餐来应对胰岛素剂量过高引起的低血糖或饥饿感、过度纠正低血糖，和 / 或血糖目标过于严格，都会造成体重增加。体重增长会加剧胰岛素抵抗，导致胰岛素剂量增加，进而形成恶性循环。

# 第三节 降糖药不良反应的分级与处理

本节参考糖尿病防治最新指南、专家共识、指导意见，并结合常见不良事件评价标准，从低血糖、脂肪代谢障碍、胃肠道反应、糖尿病酮症酸中毒、泌尿生殖系统感染、胰腺炎六个方面介绍降糖药物常见不良反应的分级以及相应的处理措施。

## 一、低血糖

### （一）接受药物治疗的糖尿病患者

低血糖分级

1级低血糖：3.0mmol/L ≤血糖＜ 3.9mmol/L；

2级低血糖：血糖＜ 3.0mmol/L；

3级低血糖：需要他人帮助治疗的严重事件，伴有意识和（或）躯体改变，但没有特定血糖界限。

### （二）低血糖的处理

糖尿病患者血糖＜ 3.9mmol/L，即需要补充葡萄糖或含糖食物。严重的低血糖需要根据患者的意识和血糖情况给予相应的治疗和监护。

患者如果有未察觉的低血糖，或出现过至少1次严重3级低血糖或不明原因的2级低血糖，建议重新评估血糖控制目标并调整治疗方案。低血糖的诊治流程见第三章第二节图3-1。

## 二、脂肪代谢障碍

### （一）脂肪代谢障碍分级

脂肪代谢障碍包括脂肪增生与脂肪萎缩。美国卫生及公共服务部常见不良事件评价标准（CTCAE）5.0版，按照脂肪代谢障碍覆盖的面积大小、是否需要药物治疗等将其分为3个等级，见表5-13。

表5-13 脂肪代谢障碍分级

|  | 分级1 | 分级2 | 分级3 | 分级4 | 分级5 |
|---|---|---|---|---|---|
| 脂肪增生 | 无症状，覆盖小于10%的体表面积 | 覆盖10%~30%的体表面积，伴压痛；影响工具性日常生活活动 | 覆盖超过30%的体表面积，伴有压痛，需要服用麻醉剂或非甾体类药物；影响自理性日常生活活动 | - | - |

| | 分级 1 | 分级 2 | 分级 3 | 分级 4 | 分级 5 |
|---|---|---|---|---|---|
| 脂肪萎缩 | 覆盖 < 10% 的体表面积，无症状 | 覆盖 10%~30% 体表面，伴有红斑或压痛；影响借助于工具的日常生活活动 | 覆盖 > 30%的体表面积；伴有红斑或压痛；影响自理性日常生活活动 | - | - |

## （二）脂肪代谢障碍处理

为了尽可能减少脂肪代谢障碍的发生，胰岛素注射时需定期轮换注射部位，包括不同注射部位之间的轮换和同一注射部位内的轮换，以及避免针头重复使用。由于皮下脂肪增生的病理生理机制尚不明确，目前仍缺乏有效的治疗方法，主要以提高注射技术为主，一般无须特殊治疗，注射相关的皮下脂肪增生在停止注射胰岛素后可逐渐消退。发生皮下脂肪萎缩的病理机制亦不明，治疗的主要方法除提高注射技术外可改为胰岛素泵治疗。据报道，外用 4% 色甘酸钠溶液? 也可以早期逆转和防止新的脂肪萎缩出现。

## 三、胃肠道反应

### （一）胃肠道反应分级

常见的胃肠道反应包括恶心、呕吐、腹痛、腹泻、消化不良、食欲减退等。CTCAE 按照症状、体征，是否需要治疗，治疗措施的不同等进行分级，见表 5-14。

表 5-14  胃肠道反应分级

|  | 分级 1 | 分级 2 | 分级 3 | 分级 4 | 分级 5 |
|---|---|---|---|---|---|
| 恶心 | 食欲降低，不伴进食习惯改变 | 经口摄食减少不伴明显的体重下降，脱水或营养不良 | 经口摄入能量和水分不足；需要鼻饲，全肠外营养或者住院 | – | – |
| 呕吐 | 不需要进行干预 | 门诊静脉补液；需要进行医学干预 | 需要鼻饲，全胃肠外营养或住院治疗 | 危及生命 | 死亡 |
| 腹痛 | 轻度疼痛 | 中度疼痛；借助于工具的日常生活活动受限 | 中度疼痛；自理性日常生活活动受限 | – | – |

| | 分级1 | 分级2 | 分级3 | 分级4 | 分级5 |
|---|---|---|---|---|---|
| 腹泻 | 与基线相比，大便次数增加每天＜4次；造瘘口排出物轻度增加 | 与基线相比，大便次数增加每天4~6次；造瘘口排出物中度增加；借助于工具的日常生活活动受限 | 与基线相比，大便次数增加每天≥7次；需要住院治疗；与基线相比，造瘘口排出物重度增加；自理性日常生活活动受限 | 危及生命；需要紧急治疗 | 死亡 |
| 消化不良 | 轻度症状；无需治疗 | 中度症状；需要治疗 | 严重症状；手术干预治疗 | - | - |
| 食欲减退 | 食欲降低，不伴进食习惯改变 | 进食改变，但不伴有体重降低或营养不良；需要口服补充营养 | 出现明显体重降低或营养不良症状（例如：经口摄入热量和/或液体摄入不足）；需要鼻饲或全肠外营养 | 危及生命；需要紧急治疗 | 死亡 |

## （二）胃肠道反应的处理

二甲双胍，从小剂量开始并逐渐加量是减少其不良反应的有效方法。在已经耐受低剂量二甲双胍的患者中继续增加二甲双胍的剂量不增加胃肠道不良反应。如果增加剂量后发生严重胃肠道反应，可降至之前的较低剂量，耐受后再尝试增加剂量。二甲双胍缓释剂型或肠溶剂型可能具有更好的胃肠道耐受性，如患者不能耐受普通片，可试用缓释剂型或肠溶剂型。若上述方式均不可耐受应停药并及时更改其他治疗方案。

α - 糖苷酶抑制剂的常见不良反应为胃肠道反应（如腹胀、排气等）。从小剂量开始，逐渐加量是减少不良反应的有效方法。不耐受者应停药并及时更改其他治疗方案。

胰高糖素样肽 –1 受体激动剂（GLP–1RA）引起的恶心、呕吐、腹泻、腹痛、消化不良、食欲下降等胃肠道反应较常见，大多数胃肠道反应均为轻至中度，一般随着治疗时间的延长而逐渐减轻。临床使用可从小剂量起始，逐渐加量，不耐受者应停药并及时更改其他治疗方案。

## 四、糖尿病酮症酸中毒

### （一）糖尿病酮症酸中毒分级

糖尿病酮症酸中毒（DKA）分为轻度、中度和重度。仅有酮症而无酸中毒称为糖尿病酮症；轻、中度 DKA 除酮症外，还有轻至中度酸中毒；重度 DKA 是指酸中毒伴意识障碍（DKA 昏迷），或虽无意识障碍，但血清 $HCO_3^-$ 低于 10mmol/L。

## （二）DKA 的处理

使用 SGLT2i 时发生 DKA 及酮症的患者症状不典型，血糖通常不超过 13.9mmol/L，被称之为"血糖不高的 DKA"，往往不易被诊断。在使用 SGLT2i 期间，如果患者出现和 DKA 相关的症状如腹痛、恶心、呕吐、乏力、呼吸困难、需要考虑患者是否出现 DKA 并检测血酮体和动脉血酸碱度以明确诊断。明确诊断为 DKA 的患者，应立即停用 SGLT2i，并按照传统的 DKA 治疗程序进行治疗。为减少患者在使用 SGLT2i 期间发生 DKA 的风险，建议在择期手术、剧烈体力活动，如马拉松比赛前 24 小时停用 SGLT2i，同时注意停药后的后续效应；避免停用胰岛素或过度减量；对于紧急手术或大的应激状态，需立即停用 SGLT2i，采用其他合适降糖措施；口服 SGLT2i 期间避免过多饮酒及极低碳水化合物饮食。

## 五、泌尿生殖系统感染

### （一）泌尿生殖系统感染分级

泌尿生殖系统感染包括尿路感染、阴道炎症、阴茎感染等。按照症状体征，是否使用抗菌药物或抗病毒药物，以及药物的给药途径等分级，见表5-15。

表5-15　泌尿生殖系统感染分级

| | 分级1 | 分级2 | 分级3 | 分级4 | 分级5 |
|---|---|---|---|---|---|
| 尿路感染 | － | 局限性；需要口服药物治疗（如，抗生素，抗真菌或抗病毒治疗） | 需要静脉注射抗生素，抗真菌或抗病毒药物治疗；需要进行侵入性的治疗 | 危及生命；需要紧急治疗 | 死亡 |
| 阴道炎症 | 轻度不适或疼痛、水肿或发红 | 中度不适或疼痛，水肿或发红；借助于工具的日常生活活动受限 | 重度不适或疼痛，水肿或发红；自理性日常生活活动受限；小面积的黏膜溃疡 | 危及生命；广泛的黏膜溃疡；需要紧急治疗 | － |
| 阴茎感染 | 病变局限，需要进行局部治疗 | 需要口服药物治疗(如，抗生素，抗真菌或抗病毒治疗） | 需要静脉注射抗菌药，抗真菌或抗病毒药物治疗；需要进行侵入性的治疗 | 危及生命；需要紧急治疗 | 死亡 |

## （二）泌尿生殖系统感染处理

为避免生殖道和泌尿道感染的发生，建议使用前询问病史，半年内反复发生泌尿生殖感染的患者不推荐使用；在使用过程中，如果发生感染并需要抗感染治疗时建议暂停SGLT2i。感染治愈后，可继续使用。使用 SGLT2i 过程中，尤其是使用的第一个月，需要关注患者是否出现感染的症状和体征。如果患者出现泌尿和生殖道感染的症状，应就医并作相关检查以明确有无感染。使用 SGLT2i 的患者，建议注意个人外阴部卫生，适量饮水，保持小便通畅，减少感染的发生。

## 六、胰腺炎

### （一）胰腺炎分级

CTCAE 将药物相关的胰腺炎不良事件按照症状体征、实验室检查、影像学检查等分为 5 个等级，见表 5-16。

表 5-16　胰腺炎分级

|  | 分级 1 | 分级 2 | 分级 3 | 分级 4 | 分级 5 |
|---|---|---|---|---|---|
| 胰腺炎 | – | 酶升高；仅放射学检查所见 | 重度疼痛；呕吐；需要内科治疗（例如：止痛、营养支持） | 危及生命；需要紧急治疗 | 死亡 |

### （二）胰腺炎的处理

多项研究显示，与安慰剂相比，GLP-1RA 治疗并未增加急性胰腺炎的发生风险，但临床使用中曾报告与 GLP-1RA 治疗相关的急性胰腺炎不良事件。因此，出于安全性考虑，不推荐有胰腺炎病史或高风险的 2 型糖尿病患者使用 GLP-1RA。对于 DDP-4i 一旦出现怀疑发生胰腺炎，应立即停用该类药物。并按照胰腺炎的诊治原则进行救治。

# 参考文献

［1］中华医学会糖尿病学分会. 中国 2 型糖尿病防治指南
（2020 年版）［J］. 中华糖尿病杂志，2021，13（4）：
315-409.

［2］中华医学会糖尿病学分会，国家基层糖尿病防治管理办
公室. 国家基层糖尿病防治管理指南（2022）［J］. 中华
内科杂志，2022，61（3）：249-262.

［3］各类降糖药物的药品说明书.

［4］二甲双胍临床应用专家共识（2018 年版）［J］. 中国糖尿
病杂志，2019，27（3）：161-173.

［5］母义明，杨文英，朱大龙，等. 磺脲类药物临床应用专
家共识（2016 年版）［J］. 药品评价，2017，14（1）：
5-12+54.

［6］DPP-4 抑制剂临床应用专家共识［J］. 中华内分泌代谢
杂志，2018，34（11）：899-903.

［7］纪立农，郭立新，郭晓蕙，等. 钠 - 葡萄糖共转运蛋白
2（SGLT2）抑制剂临床合理应用中国专家建议［J］. 中
国糖尿病杂志，2016，24（10）：865-870.

［8］李妍，苏乐群. 糖尿病药物治疗的药学监护［M］. 北
京：人民卫生出版社，2021：15-60.

［9］赵志刚，董占军，刘建平. 中国医疗机构药品评价与
遴选快速指南［J］. 医药导报，2020，39（11）：1457-

1457–1465.

[10] 李正翔，丁健，张玉，等. 医疗机构药品遴选指南计划书 [J]. 中国医院药学杂志，2020，40（24）：2501–2505.

[11] 陈慧，苏广全，刘晓，等. 中国医疗机构药品目录管理评价指南 [J]. 中国药房，2022，33（6）：641–652.

[12] 纪立农，郭晓蕙，黄金，等. 中国糖尿病药物注射技术指南（2016年版）[J]. 中华糖尿病杂志，2017，9（2）：79–105.

[13] 中国医药教育协会高警示药品管理专业委员会，中国药学会医院药学专业委员会，中国药理学会药源性疾病学专业委员会. 中国高警示药品临床使用与管理专家共识（2017）[J]. 药物不良反应杂志，2017，19（6）：409–413.

[14] 合理用药国际网络中国中心组临床安全用药组，中国药理学会药源性疾病学专业委员会，药物不良反应杂志社. 病区药品储存环节用药错误防范技术指导原则 [J]. 药物不良反应杂志，2020，22（5）：273–279.

[15] 纪立农，郭立新，郭晓蕙，等. 钠－葡萄糖共转运蛋白2（SGLT2）抑制剂临床合理应用中国专家建议 [J]. 中国糖尿病杂志，2016，24（10）：865–870.

[16] 纪立农，邹大进，洪天配，等. GLP–1受体激动剂临床应用专家指导意见 [J]. 中国糖尿病杂志，2018，26（5）：353–361.

[17] 中国医师协会内分泌代谢科医师分会. DPP–4抑制剂临床应用专家共识 [J]. 中华内分泌代谢杂志，2018，34（11）：899–903.

［18］刘超，时立新，赵志刚. 预混胰岛素临床应用专家共识（2016 年版）［J］. 药品评价，2016，13（9）：5-11.

［19］母义明，朱大龙，李焱，等. 速效胰岛素类似物临床应用专家指导意见［J］. 药品评价，2016，13（21）：13-17+53.

［20］冉兴无，母义明，朱大龙，等. 成人 2 型糖尿病基础胰岛素临床应用中国专家指导建议（2020 版）［J］. 中国糖尿病杂志，2020，28（10）：721-728.

［21］广东省药学会. 超药品说明书用药目录（2019 年版）［J］. 今日药学，2020，2：73-98.

［22］广东省药学会. 超药品说明书用药目录（2020 年版新增用法）［J］. 今日药学，2020，9：577-583.

［23］广东省药学会. 超药品说明书用药目录（2021 年版新增用法）［J］. 今日药学，2021，11：801-810.

［24］侯宁. 山东省超药品说明书用药专家共识（2021 年版）［J］. 临床药物治疗杂志，2021，6：9-40.

［25］广东省药学会. 超药品说明书用药中患者知情同意权的保护专家共识［J］. 今日药学，2019，6：361-367.

［26］张镭，谭玲，陆进. 超说明书用药专家共识［J］. 药物不良反应杂志，2015，2：101-103.

［27］中华医学会内分泌学分会. 中国成人 2 型糖尿病口服降糖药联合治疗专家共识［J］. 中华内分泌代谢杂志，2019，35（3）：190-199.

［28］2 型糖尿病合并慢性肾脏病患者多重用药安全中国专家共识［J］. 中国全科医学，2022，25（23）：2819-2835.